1000人の看取りに接した看護師が教える

後悔しない死の迎え方

後閑《ごかん》愛実《めぐみ》

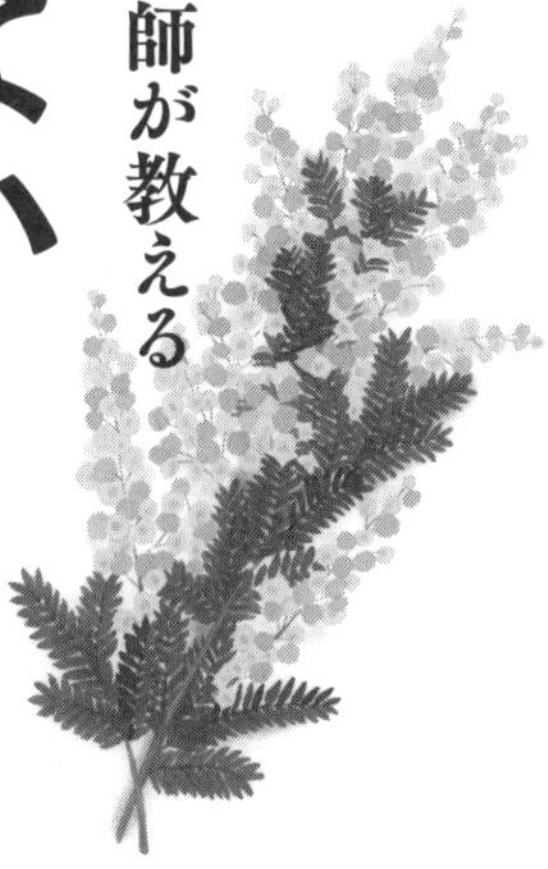

ダイヤモンド社

本書には実例として
多くの患者さんやそのご家族が登場しますが、
プライバシーに配慮してすべて仮名とし（一人の例を除く）、
また個人が特定されないように
一部変更を加えてありますことをお断りしておきます。

はじめに

「縁起が悪い」

「考えたくもない」

自分自身や身近な人の死について、じっくり考えたり語り合ったりすることを避けたがる人が多いように思います。

でも、それでいいのでしょうか。

死というのは、精一杯生き抜いた先にあるものです。決して縁起の悪いものではなく、いわば人生のゴールなのではないでしょうか。とするなら、万全の準備をして、終わりよければすべてよし、といった姿勢で、何も思い残すことなくそのときを迎えたくはありませんか。

誰だって自分の人生の最期の着地ぐらいはピタッと決めたいはずです。現実にはうまくいかないことがあるにしても、準備不足、考え不足で、自分の人生のゴールである最期を中途半端な形で他人にゆだねることになってしまう人が多くいます。ゆだねられたご家族は、それが負担や傷となって、その後の人生に影を落としてしまうことだってあるのです……。

私は看護師になって今年で16年目を迎えています。

２００７年からは療養病棟に勤務して終末期の患者さんやご家族と向き合うこととなり、１０００人以上の方々の看取りに接してきました。

最期まで幸せを感じながら穏やかに亡くなった患者さん、逆に苦しみながら亡くなっていった患者さん、突然の死を受け入れられずに取り乱すご家族など、さまざまな状態の人と向き合ってきました。

その中で私は、どうしたら人は幸せな最期を迎えられるのかを日々考えるようになっていったのです。

でも、看護師である私がいくら張り切ったところで、患者さん側にもそういう意識がなければ、すべては空回りに終わってしまいます。患者さん側にもいろいろと考えてもらったり、ご家族で話し合ってもらったりすることが不可欠なのです。それなしでは、思いが同じでも現実にはすれ違いが生じてしまいます。

たとえば、入院に際して「延命治療は望みません」という患者さんのひと言があったとしましょう。

患者さんやご家族は「これで自分たちの希望も伝えた」と安心しているかもしれませんが、そうではありません。

じつは「延命治療」にはさまざまな考え方、解釈があるのです。

寝たきりで意識がなくなってもできるかぎりの治療をすることが延命治療と思っている人もいれば、救急的な救命措置こそが延命治療と考えている医療関係者もいます。延命治療に対する考え方は百人百様、まちまちなのです。

本人が思う延命と家族が思う延命、私が看護師として思う延命、他の医療者が思う延命、それらはすべて違うといっても過言ではありません。

ですから、医療の現場ではこんなことがよく起こります。

「父は、『延命治療はしないでほしい』と言っていました。ですから延命治療は望みません」

そう言うご家族の隣で、当の患者さんがベッドでたくさんの管につながれ、うつろな目でボーッと空を見上げている……。

「もう十分、延命治療されているのではないですか……」

そう言いたくなるようなシーンをずいぶんと見てきました。

こんなすれ違いがこれ以上起こらないためにも、患者さんを含めての家族同士や、家族と医療者との間での腹を割った話し合い、お互いの考え方の共有が必要なのです。

そもそも医療や延命とは、どうすごしたいか、どう生活したいか、それを叶えるための手段のはずです。それなのに、医療を受けることや延命自体が目的に変わってしまっているように思います。

考えるべきは、「人生の主人公は自分」という当たり前なことを念頭に置いた、最期までの生き方、すごし方です。医療とはそれを叶えるための手段にすぎないのです。

いつしか私は、こうしたことを病院の中で伝えるのでは遅いと思うようになりました。元気なうちから家族で話し合っておいてほしいと考えるようになったのです。

あるとき、患者の立場から医療をよくしようと活動している方と知り合いました。その方は講演会の中で、「賢い患者になって、医療者とともに医療を変えよう！」と言っていました。

私はそのとおりだと思いました。医療は病院の中からだけでは変わらない、病院の中と外、双方から変えていくものだ。そして、人の言葉はこんなにも心に響くものかと感動したのです。

以来、私は病院の外で、人生の最期のすごし方について、講演活動をしたり、

SNSなどで発信するようになりました。

「人生の主人公は自分」であるのだから、最期までのすごし方を家族と話し合っておいてほしい。そして、それを叶えるための知識と技術の提供、分かち合うコミュニティ形成のために全国に講演に行ったり、看取りについて語るトークイベントを開催するようになりました。

このイベントに参加したあとで看取りを体験した人から、

「心の準備ができていたから、穏やかに看取ることができました」

という報告をいただいたこともあります。

看取ったあとにイベントに参加し、

「もっとああしておけばよかったとずっと後悔していたけれど、あれでよかったのだと考え直すことができました」

と言ってくれた人もいました。

この本では、後悔しない看取りのためにできること、最期までの時間の幸せなすごし方、延命治療についての考え方などを、私自身が遭遇したり見聞きした実例をもとに書いてみました。

私はみながみな、「いい人生だった」「あんな最期いいよね」と思えるような「死とうまくつき合う時代」にしていくことが自分に与えられたミッションだと思っています。

この本が、幸せな最期を迎えるためのヒントになってくれれば、そして、ご家族をはじめとする看取った人の心の癒しになれば、著者としてこの上ない喜びです。

2018年12月

後閑愛実《ごかんめぐみ》

後悔しない死の迎え方／目次

第1章 幸せな死には「感謝」がある

第2章

後悔しない看取りのためにできること

第3章

最期までの時間の幸せなすごし方

第4章 延命治療の正解とは

第5章 旅立つ人が本当に望んでいること

第6章 よりよく生きるために知っておいてほしいこと

第1章

幸せな死には「感謝」がある

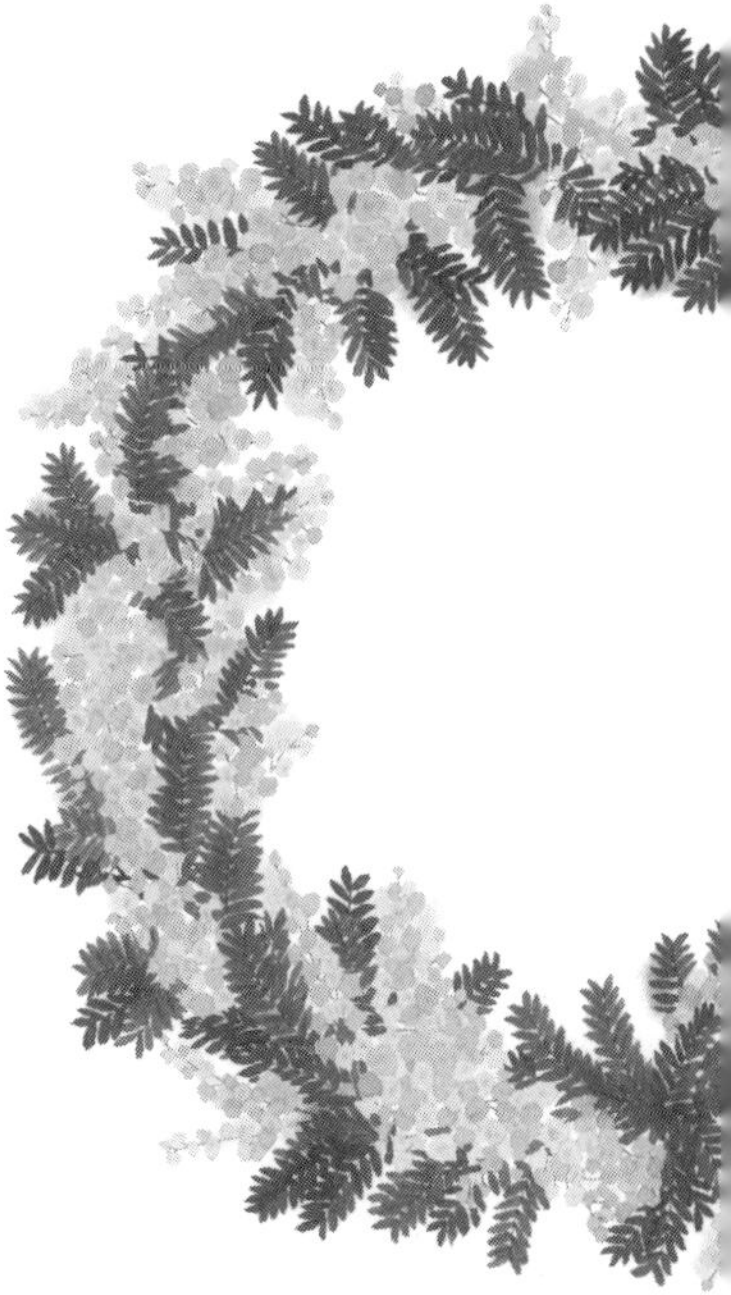

すべてを帳消しにしてくれた最期の「ありがとう」

言わなくてもわかっているはずだから……。

とくに60代以上の男性にありがちな考え方のように思います。

その中には「照れくさいから」という理由も含まれているのかもしれませんが、とくに家庭内においては、言うべき言葉を口にしなかったり言葉が足りないせいで、奥さんに誤解を与えたり寂しい思いをさせたりしているケースも少なくないのではないでしょうか。

その代表的な言葉が「ありがとう」です。


60代のケンイチさんは肝臓がんの末期で、かなり衰弱していて、ほとんどの時間を眠ってすごしていました。骨への転移もあり、その呼吸はこのまま息が止まってしまうのではないか、と思えるほど浅くて弱いものでした。もとは大柄な方でしたが、そのやせ衰えた姿に往年の面影はありません。

奥さんは、毎日のようにお見舞いに来ていました。ケンイチさんより少し年下に見える、小柄なかわいらしい方でした。

その日、ケンイチさんは珍しく目を覚ましていました。

でも私の経験上、ケンイチさんがもうすぐしゃべることができなくなるのは間違いのないところでした。そこで私は、奥さんもいる前で、ケンイチさんに向かって言いました。

「優しい奥さんですね。たまには〝ありがとう〟って、伝えたほうがいいですよ」

すると、ケンイチさんはこう言うのです。

「んー、わかってはいるけど、まだ早いよ」

いかにも亭主関白らしいひと言でした。

奥さんは、「そんなこと言う人じゃないから」と言わんばかりの表情で、でも少し寂しそうにご主人のほうを見ています。

まだ言いたくない……。

まだ聞きたくない……。

もっとそばにいたい……。

そこには二人が醸《かも》し出すそんな思いも流れているように感じました。


でも、早く言わないと、もう時間がないと思うけど……。

私は心の中でつぶやきましたが、もちろん口には出せません。

病室にはやや気まずい沈黙が流れ、居心地が悪くなった私は、逃げるようにその場から立ち去りました。

しかし、廊下に出ても自分の思いを消すことができません。

「まだ早いよ」って、いったいいつ言う気なのだろう。その「いつか」はもうすぐ、永遠に来なくなってしまうかもしれないのに……。

次の日、ケンイチさんは意識がなくなり、しばらくしてそのまま息を引き取りました。

これで「いつか」は永遠に来なくなってしまった……。

ケンイチさんは〝最後のチャンス〟を逃してしまったのです。

あと少し勇気を出せばよかったのに……。

ところが、そうではありませんでした。

後日、奥さんが私に向かってこう言ったのです。

「あの日ね、あなたに言われて、私も〝ありがとう〟って言ってなかったことに気づいたのよ。だから私、『ありがとう』って主人に伝えたの。そしたらね……」

ケンイチさんは、奥さんの帰り際に、ぼそっと言ってくれたそうです。

「ありがとう……」

奥さんは、泣き笑いとでも言えばいいのか、涙と笑顔の入り交じった表情で続けます。

「それが、あの人の最後の言葉になった。おかげでね、私の主人がこの人で本当によかったって思って見送ることができたわ……」

奥さんは、ケンイチさんと結婚して、幸せだったそうです。でも、ケンイチさんが、自分と結婚して本当によかったと思っているのか、幸せと感じているのか、長年不安でもありました。

「だって、感謝の言葉も、ねぎらいの言葉もなかったから……」

それが最後の最後、ケンイチさんがぼそっと発した「ありがとう」のひと言で、長年のわだかまりがすべて消えたというのです。ケンイチさんから「幸せだったよ」と言われた気がしたそうです。

「お父さんが、お母さんに『ありがとう』なんて言うの、初めて聞いた！」と、その場に居合わせた娘さんも、びっくりしていました。

「ありがとう」

このたったひと言に、ケンイチさんは、どれほどの思いを込めていたのでしょうか。

そのひと言は、それまでのわだかまりを癒《いや》し、最後にこれでよかったと思わせてくれた、魔法の言葉でした。

ケンイチさんは「ありがとう」と言うことで死を受け入れ、それを感じ取った家族も死を受け入れることができたのかもしれません。「ありがとう」で、それまでの家族の関係性が癒されたのだと感じました。

「脳は主語を認識しない」といわれています。

「ありがとう」と言うと、脳はその言葉が自分に向かって言われたように認識するそうです。ですから言った人のほうも、「ありがとう」と言われたときと同様に、穏《おだ》やかな感謝する気持ちになれるのです。

すると、今度は言われた人のほうも、自分の気持ちを素直に表現する勇気を身につけることができるといいます。

何十年も「ありがとう」と言ったことがないケンイチさんが、最後の最後に「ありがとう」と言えたのには、こんな脳の仕組みが働いていたのかもしれませんね。

だからこそ、逝《い》くほうも送るほうも、何ひとつ悔いのない最期を迎えることができたのです。

長寿の秘訣は笑顔と「ありがとう」

１０２歳のミカさんの周りにはいつも、笑顔と「ありがとう」があふれていました。

ミカさんは、多くの時間を自宅ですごしていましたが、ときどきご家族の介護負担を減らすために、私の勤めている病院の介護病床に入所していました。私はそんなミカさんと接して5年あまりになっていました。

ミカさんは、目が合うたびに、深々とお辞儀をしてくれました。

看護師や介護士に対しては、何かをしてもらうたびに、笑顔で「ありがとう」をたくさん言ってくれました。

医師に対しては、手を顔の前で合わせて、「ありがとう」と拝んでいました。

じつは、ミカさんは耳がまったくと言っていいほど聞こえていませんでした。

おそらく、こちらが言っていることはほとんど理解していなかったと思います。

それでも、目が合うと「今日もお世話になります。ありがとうございます」と、ニコニコして手を合わせて言ってくれるのです。

すると、こちらも同じように手を合わせて、「こちらこそありがとう」。

互いに「ありがとう」が自然に口から出て、笑顔になれるのです。

そんなミカさんの周りには、いつも明るい空気が流れていました。


それは、ミカさんがいよいよ死を迎えようというときでも変わりませんでした。

ミカさんは、老衰のため、だんだん食が細くなっていき、寝ている時間が増えていきました。終末期は、生命の消耗を極力減らすために、そうして身体が省エネモードになっていくのです。

お孫さんにそう説明したら、ミカさんの血を受け継いでいるのでしょうか、笑顔でこう言いました。

「ばあちゃん、エコだね」

お別れが近い深刻な状況だったのに、ついつられて、みんなで笑ってしまった思い出があります。

そしてミカさんは、自宅で最期を迎えました。

朝、家族が起こしに行くと、布団の中で、すでに冷たくなっていたそうです。静かに、とても穏やかな寝顔のまま、息を引き取っていたのです。

その知らせを受けた私は、とても悲しかったのはもちろんですが、悲しみにも増して、ミカさんと出会えて本当によかったという感謝の気持ちが強くあるのに気づきました。

ミカさん、本当にありがとう！

人間は、電気のブレーカーが落ちるように、いっぺんに動かなくなって死ぬわけではありません。少しずつ、あるいは急激に、あちこちのスイッチが切れていくようなイメージです。そして、人間の死には4つの分類があるといいます。

「肉体的な死」
「精神的な死」
「文化的な死」
「社会的な死」

この4つです。

ミカさんは認知症もあったので、同じ言葉を繰り返したり、新しい文化に触れることもなくなっていたりするなど、「文化的な死」はだいぶ前から進んでいたかもしれません。

ですが、最後まで自分の意思でトイレに行ったり、行動したりしていましたし、笑ったり悲しんだり感情豊かにすごしたりもしていて、笑顔で「ありがとう」と言っていました。ですから、「精神的な生」は最後まで持ち続けていたということです。

そして、「肉体的な死」を迎えてもなお人々の心に残っているミカさんは、「社会的な死」はまだまだ迎えていないのです。

私は漫画の『ワンピース』が大好きです。ワンピースに出てくるキャラクターで、Ｄｒ．ヒルルクが最期に言った言葉にとても印象的なものがあります。

「人はいつ死ぬと思う……？
心臓を銃《ピストル》で撃ち抜かれた時…
…違う
不治の病に冒された時……違う
猛毒キノコのスープを飲んだ時……
違う!!!

……人に忘れられた時さ……!!!」

（『ONE PIECE　巻十六〝受け継がれる意志〟』尾田栄一郎　集英社ジャンプコミックス）

まさに人に忘れられたそのときに、「社会的な死」が訪れます。「肉体的な死」＝「社会的な死」ではないのです。

フランスの画家・彫刻家のマリー・ローランサンは、その詩「世界でいちばん悲しい女」で、「死んだ女より悲しいのは忘れられた女です」という一節を残しています。こちらも『ワンピース』と同じで、「社会的な死」のことを謳《うた》っているのでしょう。

〝死〟というと、とかく「肉体的な死」だけを避けようと治療を続けがちですが、4つの「死」があるということは、4つの「生」もあるということです。

肉体的な生ばかりでなく、精神的、文化的、社会的な生の延命ももっと考えたほうがいいのではないかと私は思うのです。

それはともかくとして――。

ミカさんは、家族からも、病院のスタッフからも、とても愛されていました。愛嬌たっぷり、笑顔たっぷりのミカさんを今でも忘れることができません。

笑顔は免疫力を高めると言われています。だからというわけではないでしょうが、私が知っている１００歳を超えて長生きをした方たちはみな、笑顔で、口ぐせのように「ありがとう」と言う方たちでした。

「ありがとう」を聞きたくて、みながその人の周りに集まります。

「ありがとう」を返したくて、みながその人の周りに集まります。

お互いがお互いを必要としているのです。

それが励みになって、また後押しとなって、人は長生きができるのでしょう。

「100歳まで生きる」という約束を守った母

100歳になるキミさんは、脳梗塞の後遺症と老衰で、口から物が食べられなくなり、経管《けいかん》栄養法が行われることになりました。

経管栄養法とは、チューブを使って胃や腸に直接、必要な栄養を注入する方法です。管を挿入する経路によって、経鼻胃管《けいびいかん》、胃ろう、腸瘻《ちょうろう》栄養法に分けられますが、キミさんの場合は、鼻から胃へチューブを挿入して栄養剤を注入する経鼻胃管栄養法が採られていました。

その状態がすでに2年以上も続いていました。

あとで紹介する末梢《まっしょう》点滴（腕などの静脈に針を刺して行う点滴）に比べると、

鼻からチューブを挿入しての注入法はカロリーが入れられるため、長生きを可能にすると言われているものの、これを受けている患者さん側にはそれなりの苦痛や違和感が伴います。

キミさんもそうだったのでしょう、無意識かもしれませんが、ときどき経鼻胃管チューブを抜いてしまうことがありました。ですから、ある時期から、抜いてしまわないようにと手に「ミトン」という手袋のようなものをはめられる「抑制」をされていました。

ミトンを嫌がる患者さんは少なくありませんが、キミさんが文句を言うのを私は聞いたことがありません。何かをしたり声をかけたりすると、必ず「ご苦労さま」とねぎらってくれる、とても優しい患者さんでした。

それでも、キミさんが経管栄養法を続けることについて、病院内では是非を問う声がありました。

一部の看護師からは「もう100歳だよ。抑制されてまで延命させられるなんて、かわいそう」という声も挙がっていました。正直なところ、私もそう思っていました。

でも、どんなことがあっても100歳まで生きるというのはキミさんの意思でした。その背景には、息子さんたちとの切ない約束があったのです。

二人の息子さんは、ともに奥さんを先に亡くされていました。

キミさんは、どちらの奥さんが亡くなったときも、「どうして私が代わってあげられないいんだろう……」と号泣したそうです。

キミさん自身も、ご主人に先立たれていました。キミさんは、大切な人に先に逝かれる悲しみをよく知っていたのでしょう。

そんなキミさんに向かって、長男さんは言っていたそうです。

「母さんは長生きしてね。100歳まで生きてね」

「わかったよ」

元気な頃のキミさんはそう返事していたそうです。

１００歳まで生きるという息子さんたちとの約束をキミさんは守りました。苦しい治療や延命は、もしかしたらキミさんは望んではいなかったかもしれません。でも、１００歳までは生きたかった。それが息子さんたちとの約束だったから。

キミさんは約束を守り、息子たちのために生きたのです。

二人の息子さんが見守る中、キミさんが下顎《かがく》呼吸を始めました。下顎呼吸は〝最期の呼吸〟とも言われるもので、口をパクパクして下あごを上下させる呼吸です。これが出始めると、たいていの方は数分から数時間くらいで亡くなられます。

残された時間はわずかです。

私の中で、「何か言いたいことがあったら、お互いに伝えてほしい」という思いが生まれました。

「もし、今、キミさんがしゃべることができたら、なんて言ってくれると思いますか?」

二人に聞くと、次男さんがこう言いました。

「『家に帰りたい』だと思う。ずっと帰りたいって言っていたのに、今回入院してから一度も帰してやることができなかった。きっと怒ってる……」

そうでしょうか。

私は、そんなことはないと思いました。

いつも私たちに「ご苦労さま」とねぎらいの言葉をかけてくれる優しいキミさん。しゃべれないほど体力が衰えても、息子さんたちが来たときだけは、明らかに表情が変わっていました。とても穏やかで、うれしそうに笑っていたのです。

私は次男さんに反論するように言いました。

「たしかに家に帰りたいとは思っていたかもしれません。でも、怒ってなんかいないですよ。

キミさんは、大切な人に先に逝かれる悲しみを知っていたから、きっと息子さんたちを悲しませまいと、約束を守って１００歳まで頑張ったんですよ。『私、頑張ったよ』って褒《ほ》めてもらいたいのかもしれない。『もう息子たちは大丈夫だよね』って安心しているのかもしれない。

毎日のようにお見舞いに来てくれた息子さんたちに、キミさんは感謝こそすれ、怒ってなんていないと思いますよ。今しゃべることができたら、きっと、『私、頑張ったよ。息子たちはもう大丈夫だよね』と言うんじゃないでしょうか」

そのとき、奇跡が起きました。

今まで何の表情もなかったキミさんに、笑顔が浮かんだのです。

長男さんが「母さんが、笑っているよ」と言いました。次男さんも「本当だ」と涙を流しました。

ひょっとして、下顎呼吸になったことで頬《ほお》がゆるみ、「笑ったように見えた」だけなのかもしれません。

でも、このタイミングで……。

私も、キミさんが笑ってくれたように感じました。「そうだよ」ってキミさんが言ってくれた気がしたのです。

次男さんがキミさんに声をかけました。

「母さん、ありがとう！　俺たちもう大丈夫だよ」

ゆっくりゆっくり呼吸を続けていたキミさんは、とても穏やかな表情のまま、息を引き取りました。

たしかにキミさんは、延命措置を受けていました。その意味では自分の意思ではないところで他人に生かされていたのかもしれません。それでもキミさんは、自分の人生を愛していたのではないでしょうか。

そこには不幸などありませんでした。幸せに生ききったのです。

キミさんは１００歳とは思えないほど、子どものように無垢《むく》で慈愛《じあい》に満ちた顔をしていて、天使のようでした。

私は、寂しいけれど、まるで美しい景色を見ているような高揚した気分になり、自然と涙があふれてきました。

そのとき、「ご苦労さま」と天使が言ってくれた気さえしたのです。

幸せな死を迎えるために、思い出を語ろう

先ほどお話ししたキミさんの看取りのとき、息を引き取った枕もとでご家族が思い出を語っていました。

あとから駆けつけた娘さんが、

「母さん女手ひとつで私たち三人を育てて、本当に頑張ったよね。ありがたかっ

たよね」

続けて長男さんは、

「そういえば、100歳の誕生日のときに看護師さんが母さんを車椅子に乗せてくれて、みんなで写真を撮ったんだよ」

「俺、そのときの写真持っているよ」

そう次男さんが言うと、

「その写真、見せてよ」

と娘さんが言うといった、ちょっと和気あいあいとした会話の空気がその場にできたのです。

この雰囲気は、もともとこのきょうだいの仲がよかったからというのもあるのでしょうが、次男さんが初めに、ある魔法の言葉を口にしていたから起こった雰囲気だと思います。

それが、「ありがとう」です。

「母さん、ありがとう！　俺たちもう大丈夫だよ」

そう次男さんは言ったのでした。

もしここで、「家に連れて帰れないでごめんね」で終わっていたら、「ごめんね」と思う理由を脳が探し出し、「女手ひとつで子育てを頑張らせてごめんね」「家に帰らせてあげられなくてごめんね」などという話が出るようになってしまっていたかもしれません。

けれど次男さんが、「ありがとう！　俺たちもう大丈夫だよ」と言ってくれたおかげで、みんなでありがたい理由を探し出して語り合うことができたのです。

別れは悲しいものですから、どうしてもそこにだけ目がいってしまうのですが、人生はそれだけではないと思うのです。

ある高齢の男性患者さんが亡くなったあと、私は息子さんにこう声をかけました。

「お父さん、笑うと、とってもかわいらしい人でしたね」

すると、息子さんは驚いたように言いました。

「親父は入院中に笑うことがあったんですか」

「よく笑ってましたよ。歯が1本しか残ってないから、笑うと、にたっという感じになって。かわいらしい人でしたね」

そう私が答えると、息子さんは目を潤《うる》ませました。

「親父の入院生活は、つらくて苦しいだけじゃなかったんですね」


ときに、高齢者は環境が変わるだけで、「せん妄《もう》」という症状が出て、混乱することがあります。じつは、そのお父さんは他の病院から転院してきた方だったのですが、転院してきたばかりの頃、混乱してしまったのでしょう、「なんで俺はこんなところにいるんだ」と言っては、看護師を殴ったりしていました。

その様子を見ていた息子さんですから、「親父は、家に連れて帰らない自分を怒っている」と思っていたようです。

この息子さんは、家ではお母さんの介護をしていました。ですから、お父さんとお母さん二人の介護はさすがに家ではできないということで、お父さんを入院させていたのです。

そのため、息子さんはずっと、お父さんに負い目を感じていました。

「だから、なかなかお見舞いにも来られませんでした。でも、親父の入院生活は、つらくて苦しいだけじゃなかったんですね。その言葉を聞いてほっとしました。救われました」

環境変化が原因のせん妄状態は、そんなに長く続くものではありません。何日かすると、もともとの穏やかな性格に戻ったりするものです。

このお父さんも、最初の１週間は看護師が何かしようとするたびに殴りかかっていましたが、やがて環境に慣れてくると、笑うようにもなっていきました。ですが、「親父は怒っている」と思い込んでいた息子さんはそのことを知らずにいたのです。

私が「笑うとかわいらしい人でしたね」と声をかけることがなければ、息子さんは、お父さんはつらくて苦しい入院生活の中で亡くなったのだと、きっと思い続けてしまっただろうと思うのです。ですから、ご家族にも幸せな死を迎えたと感じてもらうために、私は患者さんのよき思い出を語るようにしています。

第2章

後悔しない看取りのために
できること

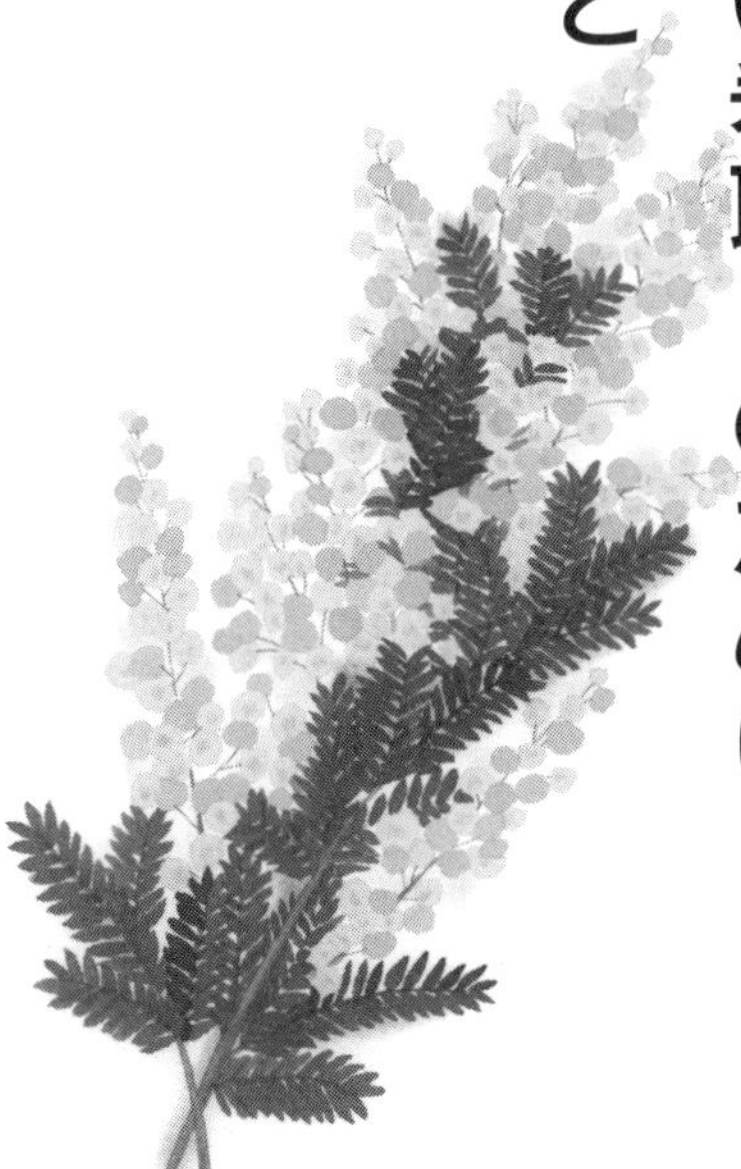

意思疎通は雰囲気だけでできる

108歳のタエコさんは、脳梗塞があり、会話するのが難しい状態でした。話しかけても返事はありません。それでも意思疎通はなんとかできるのです。

それはなぜかというと……。


タエコさんは、童謡が大好きで、こちらが歌い出しを口ずさむと、続けて歌ってくれました。私が「もっし、もっし、かめよぉ～」と言うと、「かめさんよぉ～」と歌ってくれるのです。

同じ周波数同士は、引かれ合い、共振します。合唱とは、周波数を合わせることです。タエコさんにとって歌を一緒に歌うのは、「あなたと一緒にいる」「あなたの仲間である」という共感の表れだったように思います。機嫌が悪かったり、何か困っていることがあったら、歌など一緒に歌わないでしょう。私たちが出だしを歌うと、あとを引き継いで歌ってくれるのは、「私は大丈夫だから」「今のままでいいからね」ということを伝えたかったのではないでしょうか。

そのタエコさんには、奇妙な口ぐせがありました。

「アロハ、アロハ」

よくそう口にしていたのです。

「アロハ」は、ハワイ語で「こんにちは」という意味です。でも、よく調べてみると、他に「ありがとう」「いらっしゃいませ」「さようなら」「ごきげんよう」「愛」「誇り」「歓迎」「信用」、そして「I LOVE YOU」など、たくさんの意味があることを知りました。

タエコさんがどんな意味で「アロハ」と言っていたのかは定かではありません

が、少なくともネガティブな意味合いで使っていたわけではないのは間違いありません。

たとえ会話ができなくても、その雰囲気からの意思疎通も可能なのです。

死にゆく人は第六感が鋭くなる

どう見ても昏睡状態で意識がないと思われるのに、家族が部屋にいるときは脈や呼吸が安定し、家族がいなくなると脈や呼吸が不安定になるという人がよくいます。

視覚、味覚、触覚、嗅覚、聴覚の「五感」が働かなくなると、その代わりに五感以外の「第六感」のようなものが鋭くなって何かを感じるのかもしれません。

ある高齢の男性患者さんは、脳梗塞の後遺症で寝たきりとなっていました。しゃべることも自分で身体を動かすこともできません。ほとんどの時間を目を閉じてすごしていました。

ときどき息子さんがお見舞いにやって来ます。息子さんはいつもお父さんに少し声をかけると、あとは何も言わずにそばで小説を読んでいました。そのときの患者さんは、呼吸が安定していて、とても穏やかな表情をされるのでした。

寝たきり、しかも脳梗塞で麻痺があったりすると、拘縮《こうしゅく》といって身体の関節が固まっていったり筋肉が緊張した状態になりがちなのですが、この患者さんには拘縮もほとんどなく、筋肉も緊張していませんでした。

きっと、安心感に包まれてすごされていたからだと思います。第六感が働き、息子さんがそばにいてくれたのがわかっていたのかもしれません。

別の意識のない女性患者さんは、そばで息子さんが「なんで病院に預けているのに具合がよくならないんだ！」と医療関係者に声を荒らげていたとき、それまでの穏やかな表情が一変して、急に脈や呼吸が乱れ不安定になることがありました。

この患者さんも、意識はなくとも第六感で周囲の様子を感じていたのだと思います。

この段階の患者さんに対しては、何かをしてあげるとかではなく、家族が穏やかにいつもどおりの気持ちでそばにいてあげるのが、本人にとっていちばんいいのではないでしょうか。

「死なないで！　頑張って！」

今にも張り裂けそうなほどの緊張の中で患者さんを見張り続けている家族がいるときも、患者さんにその緊張が伝わっているように感じることがあります。

これではなかなか逝けません。場合によっては、さんざん頑張ったのだから、もう解放してあげては……などとご家族に対して思うこともあるのですが、患者さんは遺《のこ》される家族を案じて頑張っているのだろうなと考えると、命の偉大さ、家族の絆の強さを感じることもあります。私が何か言う余地などありません。

そんなとき患者さんは、家族がちょっと席を外した隙に、ようやくホッとしたかのようにして逝くこともあれば、「自分がいなくても家族のことはもう心配がいらないのだ」と確信できてから逝ったのだなと感じるような患者さんもいます。


「死ぬときは第六感が鋭くなるのかもしれない」という話をしたら、友人がこんなことを教えてくれました。

「父が亡くなるちょっと前、病室に見舞いに行ったとき、ベッドは仕切りのカーテンをぴったり閉められていた状態だったんだよ。まだ俺の顔が見えていないはずなのに、『カズオか』って声をかけられたんだよね。

『なんでわかった？』って聞いたら、『足音でわかった』って言うんだ。先生や看護師さんたちと俺とじゃ、足音が違ったらしい。目が見えなくなって、意識も朦朧《もうろう》としているはずなのに、聴覚が鋭くなっていたのかもね」

とても興味深い話です。

五感が薄れてきて、新たに第六感が鋭くなるものかと思っていたのですが、聴覚が鋭くなって敏感に感じ取っている場合もあるのかもしれません。身体の機能が衰えて視覚、味覚、触覚、嗅覚が鈍っても、聴覚は最後まで残るともいわれていますから。


そういえば、ある女性患者さんは、息子たちがケンカする声を聞いて息を吹き返しました。

呼吸と呼吸の間が長くなっていき、そのうち呼吸をしなくなったので、もう息が止まったと思われました。

その場にいた二人の息子さんも、そう感じたことと思います。

そのとき急に、息子さん二人が遺産をめぐってケンカを始めたのです。

「長男だから多くもらう」と主張するお兄さんに対して、「お母さんを実際に介護していた自分が多くもらって当然」と言う次男さん。

私は言葉を失いました。何もこんなときにこんな場所で……と思っていたら、患者さんの呼吸が再開したのです。

二人は、「えっ⁉」という表情で母親を見つめていました。

最後の最後で、息子さんたちのことが心配になってしまったのでしょうね。

正直なところ、最期まで心配させるなんて、こんな親不孝はないと思いました。

お母さんが死んでも、自分たちは元気に仲良く生きていけるからと安心させることこそが本当の親孝行なのではないでしょうか。

その患者さんは、その後2時間くらい呼吸を続けてから亡くなりました。

この女性患者さんに限ったことではなく、患者さんは最期まで何かを感じ取っているのだと思っています。

親が死ぬとき、いつかいつかと緊張しっぱなしでそばに張りついているのではなく、「産んでくれて、育ててくれて、愛してくれて、本当にありがとう!」という感謝を言葉にして伝えながら、「好きなときに逝っていいよ。それまで好きなだけ生きていいよ」と穏やかな気持ちで最期を見送ってはいかがでしょうか。

「どうなるか」という不安より「どうするか」という意思を

よく笑い、とてもかわいらしいカヨさんは、寝たきりの状態が続き、やがてほとんどの時間を眠るようにしてすごすようになりました。

カヨさんは、ご家族にとても大事にされていた患者さんで、104歳という高齢にもかかわらず、半年前まで自宅で自分でトイレに行き、食事もでき、元気に動いていました。

入院したきっかけは、転んで大腿骨頸部《だいたいこっけいぶ》骨折をしたからです。大腿骨頸部骨折は、ときに死を招きます。50歳以上の女性であれば、明日はわが身。女性ホルモンは骨を壊すのを抑える働きがあります。閉経すると女性ホルモンがほとんど出なくなるので、女性は閉経を境に骨が急激にもろくなり、骨粗《こつそ》鬆症《しょうしょう》が増加するのです。

入院してきたカヨさんは、老衰で食べられなくなっていき、ご家族は点滴を望みました。

人間は、栄養を摂取しないと生きてはいけません。ですから、終末期の患者さんが口から水分や栄養をとれない状態になると、点滴をするべきかどうか、医師も家族も悶々と悩むことになります。

終末期に過度の点滴をすると、身体が受けつけない水分と栄養が、吸収できずに体内に溜《た》まってむくんできたり、心臓や肺に負担をかけたり、痰《たん》が増えたり呼吸が苦しくなったりするのです。

点滴をすることで、メリットよりもデメリットのほうが大きいならば、いっそしないか、しても少量にするという選択がベストとなります。

このとき医師はご家族の意思を尊重しました。

医師はスタッフに、最低量しか注入しなければ本人にほとんど影響はないし、それでご家族の気がすむのなら点滴ぐらいしてみようかと言ったのです。


カヨさんの病室に行くと、カヨさんは点滴を見つめていました。私が来たことに気づくと、一瞬だけ私に視線を送りましたが、すぐにまた点滴を見つめ始めたのです。

色白を通り越して血の気の引いた顔からは、あらゆる感情が消え去って、まるで精巧なお人形のようでした。

すでに老衰で身体は衰弱していますから、血管が見つからず、また針が入ってもすぐに点滴が漏れてしまいます。毎日毎日腕に針を刺され、何度も何度も痛い思いをさせられているのです。

本人にとって理不尽な仕打ちを受け続けると、いちいち怒ったり嘆いたりしていると心がつらさに耐えられなくなるので、感じないようにすることで心を守ろうとする患者さんがいます。カヨさんもそうなのでしょうか。あんなによく笑っていたカヨさんの顔から笑顔が消えたことが、私にとっては何よりもつらく悲しいことでした。それはカヨさんが、精神的な死を迎えつつあるということを意味していたからです。

医師は実際に点滴をするわけではないので、そんな事実を見てはいません。「本人にほとんど影響はない」などと言いますが、実際は多大な影響を与えているわけです。

家族の方は一度、入院している患者さんがどうすごしているか、すべてを見てみることをおすすめします。

ご家族の中には、点滴がなかなか入らずに、何人もの看護師に３時間以上も何度も針を刺されている姿を見て、「もうやめてください。もうやらなくてけっこうです」と泣きながら言われた方もいました。一度、自分事として真剣に向き合ってみることをおすすめします。

私は、カヨさんの手をさすりながら話しかけました。

「ごめんね。もう、うんざりだよね。痛い思いをさせないでほしいよね。ゆっくり眠らせてほしいよね。

でも、ご家族が点滴をしてほしいと望むのは、カヨさんのことを大事に思っているからこそだよ。ご家族もつらいんだと思うよ」

耳が遠いカヨさんは、おそらく私の声は聞こえなかったでしょうが、目を閉じてゆっくりうなずきました。

たとえ聞こえなくても、患者さんの手に触れたり、微笑んだり、額をなでたりすることがメッセージになる場合もあるのです。

カヨさんの衰弱は見る間に進みました。

呼吸が弱くなってきて、いよいよカヨさんに残された時間は長くないと予想されました。

長女さんが毎日お見舞いに来ていたのですが、カヨさんの息が続かなくなってきていると伝えると、カヨさんの３人の娘さんが交代で泊まって看病することになりました。

娘さんたちが泊まるようになって３日目の夜、カヨさんには長女さんと次女さんが付き添っていました。

娘さんたちは落ち着かず、険《けわ》しい顔をしていました。病室にも緊張した空気が張り詰めていました。

そろそろ呼吸が止まるかな、と思われる頃のことでした。

カヨさんは急にものすごい力を発揮して起き上がろうとし、ベッドから落ちそうになりました。口をパクパクさせて何か言いたいようです。

「お母さん、どうしたの？　何か言いたいの？」

長女さんが声をかけますが、カヨさんは口の中がカラカラで、言葉になりません。口腔ケア用に使っている2％重曹水を口の中にスプレーで3回ほどプッシュすると、カヨさんの口から、か細い声が漏《も》れました。

「おうちに帰りたい……。連れてって……」

カヨさんの目には涙が浮かんでいました。

その言葉を聞いて、娘さんたちはカヨさんをじっと見つめたまま、黙ってしまいました。

しばらく続いた沈黙を破ったのは、長女さんでした。

「家に連れて帰って、家で看取ろう！」

「うん！　そうしよう！」

次女さんも同意されました。

「お母さん、おうちに帰ろう。帰ろうね」

長女さんが、カヨさんの耳元に顔を寄せて伝えました。カヨさんは耳が遠かったのですが、長女さんの声はすぐに届きました。

血の気の引いた顔をしていたカヨさんが本当に生き生きとした表情に変わって、

「ありがとう！　ありがとう！」

そう胸の前で両手を合わせて礼を言いました。


カヨさんの顔つきが本当にうれしそうで、幸せそうで、なんだか感極まって私も泣きそうになりました。

長女さんも次女さんも、涙を浮かべながら微笑みました。先ほどまでの病室の張り詰めていた空気が、ゆるんだように感じました。


終末期という厳しい状況の中でも、笑顔が生まれることがあります。

厳しい状況だからこそ、そこで生まれた笑顔は何ものにも代えがたい感動や癒しをもたらすのです。

終末期に限らず、大切な人が病気になると、これからどうなるのだろうと心配になります。しかし、大切なのは「どうなるか」と不安がることではなく、「どうするか」という意思を持つことです。

意思が定まれば、物事は動きだします。

家に帰ったカヨさんは、それはそれは幸せそうに微笑まれたそうです。もう、点滴もやめていました。

日付をまたいでの深夜1時、カヨさんは家族みんなに見守られながら息を引き取りました。

家ですごせたのは10時間ほどでしたが、カヨさんもご家族もかけがえのない時間をすごされたはずです。

しばらくしてご家族が、「家に連れて帰れて本当によかった」と報告しにきてくれたときは、私もとてもうれしかったです。カヨさんはきっと、愛されている記憶を持って天国に行けたことでしょう。

最初は家では看取れないと言っていたご家族でしたが、カヨさんの最後の願いに覚悟が決まったようでした。

大切な人を見送るということに、最初から覚悟なんてできるはずがありません。覚悟は、やりながらついていくもの。3日間、交代ではあったものの、カヨさんを病院で看病する中で、これなら自宅でもできると覚悟が定まっていったのでしょう。

カヨさんの「おうちに帰りたい……。連れてって……」という言葉が最後のひと押しになりました。そこからは空気が一変。本当に穏やかな雰囲気の中、家族の時間をすごせたように思います。

何も決断しない、行動しないということがいちばんよくないことです。もし迷っていることがあるのなら、行動してみることです。何をするかが決まれば、周りがサポートしてくれます。

何かを決めるときは、本当にこれでいいのだろうか、もっと他にいい選択肢があるのではないか、と不安に思うこともあるでしょう。でも、死に向き合わないままでいると、今ならできることもタイミングを逃してできなくなってしまいます。

できるできないではなく、何を大事にするか、本当はどうしたいか。

今一度、真剣にいのちに向き合ってほしいと思います。

政府が、在宅看取りを推進するようになりました。まだまだ在宅医療が手厚いとはいえません。しかし、何年続くかわからない介護は無理でも、余命数日、数週間単位となったら、それなら最期くらいと家に連れて帰って介護して看取るというご家族も少しずつですが増えてきました。

カヨさんのように、家にいられるのは半日にも満たないこともありますが、それでもそれはかけがえのない時間です。

もう一度言います。その際のキーワードは、「どうなるか」と不安がることではなく、「どうするか」という意思を持つことです。

大切な人とかけがえのない時間を、後悔なくすごせることを願っています。

病室に飾る写真には選び方にコツがある

最期を迎えようというとき、家に帰りたがる患者さんは少なくありません。そんなとき、たとえ具合がかなり悪い場合でも、家族の同意があれば、家に帰ってもらうこともあります。

それが叶わないときは、病室を家のひと部屋に見立てて、いろいろと工夫することもあります。


ふと思うことがあります。

たしかに最後に家に帰りたいという患者さんは多いのですが、そのときの「家」というのは、果たしてイコール自宅のことなのでしょうか。

もちろん、イコールの場合もあるでしょうが、物理的な場所ではない場合もあるのではないかと思うのです。

何がどこにあるか、目をつぶっていてもわかる。物の一つひとつに暮らしの思い出が残り、家族とすごした安心できるところ、それが「家」なのではないでしょうか。

だから、病室が「家」になる場合もあるのです。

病室が〝終《つい》の棲家《すみか》〟になるようなときは、ご家族とゆっくりすごせるような環境にしたり、できるだけ安心できるような工夫をしていきます。

また、本人のお気に入りだったものや、家族やペットの写真を持ってきてもらうのもいいでしょう。

実は病室に飾る写真には、選び方にちょっとしたコツのようなものがあります。

家族がそろっている写真を選ぶときは、本人が一緒に写っているものにします。よくお孫さんだけが写っているものを持ってくるご家族がいますが、子どもの成長は早いので、本人がその写真を見たときに写っているのがお孫さんだとわからないこともあるのです。そういう写真よりも、本人が一緒に写っている写真のほうがいいでしょう。そうしたものなら、「隣にいるのは孫だな」とすぐわかるので、励《はげ》みにも話の種《たね》にもなるはずです。

本人の写真なら、元気な頃のものを飾るようにしましょう。

そのほうが本人もなつかしく振り返れるでしょうし、それに加えて看護や介護する側にも影響を与えるのです。

看護師や介護職の中には、患者さんがかつて、バリバリ働いて世の中を支えてきた人なのだと頭ではわかっていても、目の前の寝たきりの姿を見て、ついそれを忘れ、横柄な態度になったり、敬意を示さなかったりする人がときにはいるものです。

そんな人でも、患者さんの元気だった頃の写真を見ると、ハッと我に返るというか、「大事に接しなければ……」と思いを新たにすることがあります。

言ってみれば、自分のこれまで生きてきた歴史が、自分に大事に接してもらうための〝お守り〟になるのです。

「死を受け入れる」ということ

「死を受け入れる」というのは結局、死とちゃんと向き合うことなのかなと思うことがあります。

私たちはしかるべき時期が来ると、ご家族に「そろそろ覚悟してください」などと言います。

ただ、そうは言っても患者さんが奇跡的に持ち直すこともあります。そんな場合、ご家族は「覚悟してください」と何度か言われることになりますが、こうしたプロセスを経て、ご家族は本当に覚悟ができるものなのでしょう。

先日、そろそろかなと思えた患者さんがいたので、ご家族にはこう伝えました。

「もしかしたら、今日、そろそろ息が続かなくなるかもしれないので、夜、お電話するかもしれません」

するると、ご家族の方はこう言ったのです。

「もう〝死ぬ死ぬ詐欺〟に7回遭っていますから、そろそろ覚悟はできています」

このご家族の方は何度も「危ない」と言われてきたのでしょう。でも、そこにはもちろん、本当の詐欺に遭ったときのような怒りはありませんでした。

何度か〝死ぬ死ぬ詐欺〟に遭う中で、覚悟が固まっていったのでしょうか。

もちろん、根拠もなく「危ない」などと言うのはとんでもないことですが、何度かの〝予行演習〟を繰り返す中で大切な人の死を受け入れていくものなのです。

ご家族は、たとえ死を受け入れていたとしても、それをそのまま私たちに伝えてくれるとは限りません。私たちに伝えることで、それが現実のものになってしまうという恐怖感を持っている方もいるようです。

「最後まで頑張ってください」

私たちに言っているのか、入院している90代のおばあちゃんに言っているのか定かではありませんが、なかなか皮下点滴《ひかてんてき》にさせてくれないご家族がいました。

皮下点滴とは、腹部や太ももなどの皮下組織に点滴をして、ゆっくり血管内に水分を吸収させるというものです。この方法だと、患者さんの苦痛は減少しますが、カロリーはほぼ入れられないので、衰えはいっそう加速します。

一般的には、皮下点滴にすると「死にいっそう近づく」というイメージがあるかもしれません。

ですから、ご家族に「まだ、死なせたくないから」と言われたら、いくら患者さんが苦しそうでも腕や脚の静脈に点滴をする末梢《まっしょう》点滴で頑張るしかありません。

このおばあちゃんのご家族は毎日来ていましたから、一日でも長く生きてほしいという気持ちにウソはないのだと思います。その分、死を受け入れる準備が整っていなかったかもしれません。

ある夜、そのおばあちゃんを見回りに行ったら、息が止まっていました。そろそろ危ないとは思っていましたが、まさか今日とは思ってもいなかったのです。当然、ご家族にも何も言っていませんでした。

これはご家族に激怒されるかも……。

しかし、知らせないわけにはいきません。電話すると、ご家族の方々は早々にやってきました。私は怒られるのを覚悟していました。

ご家族の方々は、ベッドで横たわるおばあちゃんに言いました。

「ばあちゃん、よかったね。夢が叶ったね」

えっ、どういうこと⁉

聞けば、このおばあちゃんはずいぶん前から「この病院で死にたい」と言っていたそうです。家族はそれを叶えてあげようと、ずっと看病をし続けてきたそうです。

だったら早く言ってくれればよかったのに、とも思いましたが、口に出すと夢が実現しないとでも考えていたのでしょうか。

もしくは、本人の夢を叶えた……それが家族にとっての穏やかな最期への着地点、「死を受け入れる」ための落としどころだったのかもしれません。

看護師は患者さんの寿命をどこまで予測できるのか

医療関係者のどなたかが言っていましたが、日頃から死について考えていると、死に対する恐れが少なくなってくる、というのは実際にあると思います。

亡くなる前にある程度覚悟をして悲しんでおけば、実際に亡くなったとき、心穏やかに死を受け入れることができる可能性が高くなるでしょう。

逆に言えば、心の準備ができていない状態で亡くなられてしまうと、いろいろと混乱をきたしてしまうということです。

私たちは、患者さんの死をある程度は予測できます。かといって、それをご家族にストレートに伝えるわけにはいきません。

では、そんなとき、私たちはどんな言い方をするのでしょうか。

死が本当に近いと思ったときは、「もうそろそろ息が続かなくなるかもしれません」といった言い方をします。あるいは病室から立ち去ろうとしているご家族に「もしかしたら、これが最後かもしれないと心に留めておいてください」などと言います。

そこまで言わないと、死に目に会えないご家族も出てきてしまうからです。そう聞くと、「じゃあ、もうちょっとしゃべっていきます」と言う人もいます。

また、明らかに下顎呼吸になっていて口をパクパクさせて最後の呼吸をしているとか脈が触れない状態になっていたら、本当に数時間もつかどうかなので、「今日は泊まられたほうがいいかもしれませんね」などと言います。

ただ、みなさんに同じ言い方をするわけではありません。老老介護の方も多く、ご家族が80代、90代という高齢だと、病院に泊まると具合が悪くなってしまう場合もあります。そんなときは「家でゆっくり休んで、明日の朝、来てください」とお願いすることもあります。

私たちの「そろそろかな」という勘《かん》はけっこう当たっている気がします。いや、私たちがそう思うのは勘だけではないのです。

顔色が悪い、ご飯が食べられなくなってきた、身体がむくんで循環が悪くなってきた、オシッコが出なくなった……。こうした変化も加味して勘を働かせるのです。

ですから、入院してきたばかりの患者さんをパッと見てわかるわけではありません。患者さんの様子を前日や1週間前と比べてみて初めてわかるのです。ある程度長く看ていないと見当がつきません。

たいていのご家族は、私たちの言葉から察してくれますが、なかにはまったく受け入れてくれないご家族もいます。そんな場合は、医師が客観的データを示しつつ、「検査の数値がこれだけ悪いのですから、覚悟が必要かと思います」などと説明することもあります。

失礼な物言いに感じる方もいるかもしれませんが、少しでも早く心の準備を進めてもらいたい一心なのです。

良いことを期待しながらも、悪いことにも備えましょう。私たちは、それが患者さんのためでもあり、ご家族のためでもあると信じています。

医療スタッフの表と裏

患者さんを案じるご家族にとって、ときに医師や看護師など医療スタッフの言葉や態度が冷たいと感じることもあるかもしれません。

ですが、実際には、患者さんの死に対して「ああしたらよかったんじゃないか」「こうだったんじゃないか」と、内心ちょっと引きずっている医療スタッフが多いように感じます。実際、私もそういった相談めいた話を看護師や介護職の方から聞くことがあります。

あるとき、一緒に働いていた看護師が、「ちょっと話を聞いてもらえませんか」とやってきました。聞けば、つい最近亡くなった患者さんについて、「じつは自分が3か月前に食事介助をしたときにむせてしまった。その翌日に熱が出て肺炎になり、治療をしたが、その後食事をとれなくなって亡くなった。自分のせいで誤嚥《ごえん》して肺炎になり、死期を早めたのではないか」ということをずっと引きずっているというのです。

でも、その患者さんは体力がなくなっていたせいで肺炎を繰り返していたし、他の人が介助したときでもむせていたのはスタッフの誰もが知るところでした。

「他の人でもむせていたし、あなたのせいじゃないんじゃないの」

そう私が言ったとたん、ぽろっと涙をこぼしたのです。

「そうですよね」

きっと本人も、自分のせいではないことはわかっているのです。でも、誰かに言いきってほしかったのでしょう。


また、介護職の若い男性は、ある患者さんを看取ったあと、「僕には何もできませんでした」と目を潤ませてうなだれていました。

しかし、私たち看護師がその患者さんの最期に関わっている間、他の40人以上の患者さんを彼が一人で見ていてくれたのです。ですからその看取りに、彼は直接は関わっていませんでしたが、私はこう言いました。

「いや、あなたが他の患者さんを見ていてくれたおかげで、私たちはあの患者さんを穏やかに見送ることができたんだよ。君のおかげだよ、本当にありがとう」

するとの彼は、すごくほっとした表情を見せ、
「僕はお役に立てていたんですね」。

看護師や介護職というのは、自分の感情をコントロールしなければいけない仕事です。ですから一見、死に接しても動じないように見えているかもしれませんが、じつはそうではないのです。

人の死は、何度接しても、私にはとうてい慣れることはできません。見送るたびに悲しみを感じているのです。ときには、患者さんの最後の苦しい時間を共有していることもありますから、ようやく苦しいことから解放されたね、と思うことさえあります。

また、すごく冷たく「ご臨終です」と患者さん家族に説明する医師が、死亡診断書をとても丁寧に書いているのに気づいたことがあります。

思わず私が、

「先生、とてもきれいに書きますね」

と声をかけると、その医師はこう答えました。

「だって、こんな薄っぺらい紙1枚だけど、この紙1枚で、この患者さんは生きているっていう証拠が記録から消されてしまうんだよ。だから、こんなに重い1枚はないよ」

人知れず、そういうところに思いをはせている医師もいるのです。

死は生をまっとうした証

「そんなことをしたら死んじゃうよ」

重症の患者さんが何かをしようとすると、ご家族や医師がこんな言い方をして止めることがよくあります。療養病棟ではひんぱんに起こることです。誤解を恐れずに言えば、私は、〝死なないように〟を第一目標として治療するのはもったいないことだと思っています。

どんな人にも最後まで生をまっとうしてほしい。そのまっとうした先に死はあるのです。生をまっとうした証《あかし》が死なのです。

ですから、「そんなことをしたら死んじゃうよ」と何かを止めるのは、結局、その人が生きようとする気持ちを邪魔していると思うのです。

いずれにしても、本人がどう思うかがいちばん大事だと思います。それなのに本人をないがしろにして、本来は本人が意思決定すべき事柄を家族や医療者が決めているのは本末転倒です。

最後の最後まで本人の人生の主役は本人。そうあるべきではないでしょうか。

かといって、私のそんな思いを本人やご家族に伝えることはできません。「こうしたらどうですか」と、本人の人生に端《はた》から口をはさむわけにはいきませんから。

今が意に反した状態であったとしても、それは本人や家族が今までしてきた最善と思われる選択よりも病気や老衰のほうが一枚も二枚も上手だった、ということです。悔いがない選択をすることも大事ですが、最終的に「穏やかな最期」に着地できるようにしていくことのほうがもっと大事です。それが私たち、いのちの終わりに関わる医療者の役割なのです。

ただ、「自分のときは意に反した延命はされたくない」とだけは、どうしても思ってしまいます。

第3章

最期までの時間の幸せなすごし方

人はそこにいてくれるだけで、ありがたい

「大切な人」というのは、「ただいてくれるだけ」でとてもありがたい存在です。
でも、そう気づくのはたいてい、大切な人がいなくなってからなのです……。

私は2018年3月まで、看護師をしながら養護教諭補佐という形で、高校の保健室の先生をすることもありました。受験シーズンになると、合格した子は満面の笑みで、「先生、受かった！」と職員室に報告に行きますが、不合格となって落ち込んだ子は保健室に泣きに来ます。

この年も、行きたかった大学に不合格になった女子生徒が、「先生、ちょっと泣かせて～」とやってきました。

女子生徒が泣いていると、同じクラスのミキが慰《なぐさ》めに来ました。

ミキも、その前の週に受験で不合格だったのですが、ミキは自分のことよりも、その友だちのことを気遣《づか》っていました。


ミキは、高校1年生のときに母親を交通事故で亡くしています。

以前、ミキは私に話してくれました。

「あの朝、お母さんとケンカして『おまえなんて産まなきゃよかった！』って言われたから、カッとなって、『あんたなんて、死んでしまえ！』って言っちゃったの。そしたら、その日にお母さんは交通事故で本当に死んじゃったんだ……」

ミキは、お母さんに最後に言われた言葉よりも、自分がお母さんに言ってしまった言葉を悔《く》いていたのです。

「いなくなってわかったんだよね。どんなに仲が悪くても、わかってくれなくても、お母さんがいるのといないのとでは寂しさが全然違う。大事な人はいてくれるだけでよかったんだって気づいたんだよね。気づくのが遅かったけど……。これ以上、大事な人にいなくなってほしくないから、お母さんがいなくなる前より、3割は人に対して嫌なことを言わないようになったよ」

ミキはそう言って笑いました。

でも、その笑顔は少しぎこちなく見えました。

ミキは、お母さんに「うるさい」って文句ばかり言っていたけれど、本当は「ありがとう」と思っていることもあったと教えてくれました。

でも、そうは思っていても、言葉に出すのは恥《は》ずかしくて、なかなか言えなかったといいます。

その気持ちもわかります。私も子どもの頃はそうでした。

「ありがとう」なんて、大きくなって自分に子どもができたときにでも、親のありがたみを実感したら言えばいいや、と思っていました。

私は大人になってから、親に「ありがとう」と素直に言えるようになりました。ミキも、そうなるはずだったと思います。でも、そんな日が来ないなんて、ミキはきっと、これっぽっちも思っていなかったことでしょう。

母親を亡くしてからのミキは、

「もしこれが最後だったら、こんなこと言って後悔しないだろうか」

「友だちに、どう声をかけたら喜んでもらえるだろうか」

などと考えながら話をしているようでした。

ミキは、お母さんの死を通して、いのちの大切さと、本当に取り返しのつかないことがあるということを学んだのです。だから、以前の5倍も10倍も人に優しくしようとしているのだと感じました。

心に傷を負ったからこそ、優しくなれたのです。

ミキはその後、大学に合格し、笑顔で卒業して行きました。

家族の絆は死の時間さえ延ばす

90歳になるタマヨさんには老衰による死期が刻々と迫っていました。いつ逝ってもおかしくない状況です。

病室には、長男夫婦が付き添っていました。

長男夫婦には、一人娘のマイさんがいます。タマヨさんにとっては初めてのお孫さんです。マイさんは、おばあちゃんが大好きでした。タマヨさんのほうも、マイさんをとてもかわいがっていました。

このとき、マイさんは沖縄に住んでいました。タマヨさんの危篤《きとく》の連絡を受け、関東の病院に向かっている最中でした。

沖縄からで間に合うのだろうか……。

タマヨさんはすでに下顎呼吸をしています。下顎呼吸というのは、第1章でもお話ししたように「最後の呼吸」といわれるもので、亡くなる間際になると始まる、口をパクパクと動かすような呼吸です。

タマヨさんのそんな姿を見て、私たち看護師は、マイさんは間に合わないのではないかと思っていました。

マイさんのお母さんが、タマヨさんに声をかけ続けています。

「マイが、ばあちゃんに会いたくて向かっているよ。ばあちゃん、もう少しだけ頑張って」

「おばあちゃん！」

若い女性が病室に飛び込んできました。

家族の祈りが通じたのでしょうか。マイさんは間に合ったのです。

そのとき、不思議な現象が起こりました。

マイさんに声をかけられたタマヨさんが、うっすらと目を開けたのです。

そこにいた誰もがびっくりしました。

それまでまったく反応せず、意識もなかったのに……。

そして十数分後、タマヨさんは家族みんなに見守られて、静かに息を引き取りました。

私たちは間に合わないだろうとみていましたが、タマヨさんとマイさんの「最後にもう一度会いたい」という思いが、看護師の勘《かん》を上回ったのです。家族の絆のエネルギーは、死の時間すら延ばすことがあるのです。

ですから私たち看護師が、今にも息が止まりそうな患者さんに声をかけることもあります。

「あと10分で家族のみなさんが到着するから、待っていて！」

必死で何度もお願いすると、「あと少し」だったら本当に待っていてくれる患者さんも少なからずいるのです。

その一方で、家族が必死の思いで駆けつけている最中に、到着を待たずにスッと逝ってしまう人もいます。そのような人は、家族の悲しい顔を見たくないのかもしれません。

また、愛する人を自分の死に立ち会わせたくない、世話をかけたくない、といった思いからか、愛する人がいないときを死に時《どき》に選ぶ人もいます。

ある50代の患者さんは、今にも息が止まりそうな状態にあったのですが、「もう少ししたら娘さんが来るから、頑張って」と伝えると、娘さんが来るまで息を続けてくれました。

ところが、やってきた娘さんが「じいちゃんもすぐ来るよ」と言うと、とたんに息が止まってしまったのです。

10分後にやってきた患者さんのお父さんは、「親より先に逝きやがって……」と泣いていました。きっと親の涙は見たくなかったのでしょうね。

世の中には死に目に会えなかったことを悔やんでいる人がけっこうな数いるようですが、死に目に会えたかどうかを気にする必要はありません。

死に時は、逝く本人が〝最善のタイミング〟を選んでいるのですから。

たとえ死に目に会えなくても、その人を想うことは、この先いつでもどこでもいくらでもできます。私は、その人を想い、思い出すのが最大の供養《くよう》だと考えています。ですから、死に目に会えなかったことを悔やむ必要はこれっぽっちもないのです。


「親の死に目に会えないのは最大の親不孝」

日本では昔からこう言われてきました。

だからなのか、どんなに忙しくても、親が危篤との報《しら》せが入ると、取るものもとりあえず駆けつけるのが当たり前ですし、世間もそれを当然のように受け止めています。

でも、この言葉の解釈には誤解があるようです。

この言葉の本当の意味は、「親よりも先に死ぬことが最大の親不孝」ということのようです。

「親の死に目に会えない」というのは、実際に親が死に瀕《ひん》しているときの話ではなく、自分が親より先に死んでしまうことを言っているのだと、物の本で読んだことがあります。

大事なのは、息をひきとる瞬間に立ち会うことではなく、それまでにどんな関係性を築いてきたかではないでしょうか。だから長さは関係なく、親より先に死んでしまったとしても親不孝ではないと私は思っています。

親に限らず大切な人の「死に目に会えなかった」と後悔している人がいたとしたら、そろそろ後悔という名の重い荷物を降ろしてみませんか。

息が止まった瞬間が「死に目」とは限らない

「死に目」について、もう少しお話しさせてください。

死の瞬間とは、いつのことだと思いますか。

日本では、医師が死亡と確認したところが死亡確認となります。

ニュースなどでこんなことを聞いたことがありませんか。

「心肺停止状態で発見され、搬送先の病院で死亡が確認されました」

つまり、医師が死亡確認をするまでは、心肺停止した状態ではあるが亡くなってはいない、というのが日本での考え方なのです。

ですから私はできるだけ、家族がみんなそろって、その死を納得できてから、医師を呼んで死亡確認をしてもらうようにしています。

医師は、「死の3徴候《ちょうこう》」といわれている、「呼吸が止まる」「心臓が止まる」「脳の働きが止まる（瞳孔散大《どうこうさんだい》と対光反射《たいこうはんしゃ》の消失）」を確認したときに、もう二度と息を吹き返すことはないということで「死亡」と線引きしているのですが、細胞レベルでいえば、まだ一部、生きている細胞も存在していたりします。

ですから、明確にこの瞬間が死の瞬間ということはないのです。

人は、ロボットのようにスイッチを切ったとたんに死んでしまう、というわけではありません。人の死とは、いろいろな機能が徐々に死んでいって、やがてすべてが死に至る、という感じなのです。

なので、呼吸が止まってすぐに全細胞が死んでしまうわけではないので、そのわずかに残された「生」の部分が、ぬくもりとして残されています。つまり、まだ体温があるのです。

ぬくもりがいつまで残るかは、その人によって違いがあります。

ある高齢の女性患者さんの場合、呼吸が止まってから数十分後、娘さんが病室に駆けつけてきました。

息を引き取る瞬間に間に合わなかったと知って、悲痛な落胆の表情を浮かべた娘さんに、先に到着していたお兄さんが声をかけました。

「お母さん、まだあったかいよ」

その言葉に、娘さんはお母さんの手を握りました。

「ほんとだ」

そして、すでに息が止まっているのはわかっていたはずなのに、

「お母さん、温かいね。間に合ってよかった」

と言ったのです。

他にも、息を引き取る瞬間に間に合わず落胆していたご家族が、ぬくもりに触れることで落ち着きを取り戻し、

「ほんとだ。まだあったかいね、寝ているようだね」

そう生きている人に声をかけるように話しかけるのをよく見かけます。

ご家族が着いたときには、残念ながらすでに息が止まってしまっていたということは珍しくありません。

60代の息子さんは、お母さんが死ぬという現実をまったく理解できていないようでした。

「そろそろお母さん、息が続かなくなりますよ」とお話しして、個室に移動したその日の夕方、息子さんは帰り際にこう尋ねました。

「また元気になったら、家に戻れるんでしょ？」

「いや、もう元気になることはないように思います」

でも、それが息子さんには全然理解できていないようでした。

その夜、お母さんは息を引き取りました。

息子さんに電話で知らせると、

「なんで息止まったって、もっと早く電話してこないんだ！」

とすごく怒られました。そしてすぐ駆けつけてくると、「もう息が止まってしまっているんです」と説明した看護師に怒りをぶつけたのです。

私が、「まだあたたかいですよ」と言っても、

「でも、息止まってんじゃねえか」

と、その怒りはとうていおさまらないかに思えました。

しかし、そう言いながらも、息子さんはお母さんの手に触れました。すると、ふっと我に返ったかというように静かにつぶやいたのです。

「ほんとだ、あったかいね……」

そして、お母さんに話しかけるように言葉をかけました。

「母ちゃん、頑張ったよな。こんな安らかな顔して」

息子さんはそこからは落ち着いた様子を見せ、最後は「お世話になりました」と頭を下げて帰っていったのでした。

最期まで人に囲まれる人、誰もいなくなる人

多くの方の最期を見届けてきましたが、同じように病院で亡くなるにしても、最期まで人に囲まれている人と、そうではない人がいます。

やはり前者のほうが幸せに見えてしまいます。さらに言えば、身寄りがなくてもたくさんの人に囲まれている人もいるし、配偶者や自分の子どもが健在でも、誰も寄りつかなくなってしまう人もいます。

その違いはいったいどこにあるのでしょうか。

ひと言でいえば、コミュニケーション能力の差ではないでしょうか。

入院患者に80歳くらいのナギサさんという女性がいました。

ナギサさんは、ご主人ばかりかお子さんにも先立たれてしまっていました。近しい親類縁者もいないようです。ナギサさんの境遇を言葉にすれば、天涯孤独ということになります。

天涯孤独というと、いかにも暗く寂しいイメージがありますが、ナギサさんはいつも楽しそうにニコニコして、「もうすぐ主人に会えるから、きれいにしておかなくちゃ」などと言っていました。

その言葉どおりにいつも身ぎれいにしていて、亡くなったご主人と天国で再会するのを楽しみに日々をすごしているようでした。

ナギサさんのように大切な人に先立たれてしまい、他に誰も身寄りがいないという人の場合、死によって先に逝ってしまった人に会えるという希望を持っている人がけっこういます。今はこの世に誰も知り合いはいないけれど、死ねば先に逝った両親や家族に会えるから、という希望です。

決してネガティブに早く死にたいという類《たぐい》のものではなく、また会える喜びという希望を持って最期までをすごしているのです。

ナギサさんはもともと裕福な方でしたが、後見人に遺産の処理をすべて頼んで、家も処分して、最後は病院で死ぬのだ、延命治療はいらない、と決めていました。私たちにはいつも笑顔で「ありがとう」と言ってくれていました。日常を楽しんでいる様子が私たちにも伝わってきて、身寄りのないナギサさんでしたが、寂しさや孤独などはまったく感じさせませんでした。

身内がいなくても、コミュニケーション能力が抜群で、看護師たちと友だちのような関係が築ける人でした。どこにいても新しい人間関係がつくれてしまうのです。

ナギサさんとは対照的に、家族に対しても医療関係者に対しても高圧的で、しょっちゅう文句を言ったり怒ったりしている人もいます。

私たち看護師は、意識的に誰かを贔屓《ひいき》するなどということはありませんが、正直に言えば、いつも仏頂面《ぶっちょうづら》をしている人や、人によって態度を変えるような人のところには自然と必要がないと行かなくなってしまうものです。

逆にいつもニコニコしている人は、ついかまいたくなるというか、用事がなくてもその人のところに行って、ひと声かけるなどということはあります。

私たち看護師にも落ち込むことはあります。そんなときに患者さんの笑顔に癒されることもありますし、やはりニコニコしている人のほうが接する機会は多くなるものです。

もうおわかりでしょう。

いつもニコニコしている人のところには人が集まり、怒ったり威張《いば》ったりしている人のところへは誰も寄りつかなくなるのです。

「死を前にしてニコニコする心境になんかなれないよ」という人もいるかもしれませんが、そんな人は〝ふり〟だけでもしてみてはいかがでしょう。

楽しいからニコニコするのではなく、楽しくなくてもニコニコしてみる。不思議なことに無理にでもニコニコしていると、本当に楽しくなってくるものです。

その証拠というわけではありませんが、「幸せホルモン」と呼ばれる、脳内の神経伝達物質であるセロトニンは、楽しいふりをするだけで多く分泌されるといいます。一度お試しください。

「悲しい」のはそこに愛が存在した証

「死」と向き合うのは、つらく悲しいことです。

でも、なぜ悲しいのかといえば、悲しめるだけの関係性があるからではないでしょうか。

つまり、亡くなった人との間に愛や幸せがあるからこそ、死は悲しいのです。

とはいえ、私はこれまでにたくさんの「死」を見てきましたが、「自殺」ほどキツいものはありません……。


ある年の12月25日、夜の10時頃のことでした。がんの末期で入院していた70代の男性患者のKさんが、病院の2階のベランダから飛び降りてしまいました。

Kさんは独身で、これという身寄りもありませんでした。

Kさんは以前から何度も、「苦しい」「早く死にたい」という言葉を口にしていました。その日も私に向かって「早く死にたい」と言ったのでした。


こういうとき、どう返したらいいのか……。

とくにKさんのように心身ともに苦しみの最中にいる場合は、どう取り合ったらいいのか、そのときはわかっていませんでした。もちろん、そんなとき用のマニュアルなんてありません。

受け答えに困ってしまった私は、「苦しいですよね」と共感したふりをするのが精一杯でした。私の臆《おく》した態度を見たKさんは、それ以上何も言う気はないようで、口をつぐんでしまいました。


それから約1時間後、Kさんの病室の前を通った私は、ベッドにいるはずのKさんの姿が見当たらないのに気づきました。ベランダの窓が開いていて、カーテンがゆらゆらと揺れています。

「だっ、誰か来てー！」

駆けつけた介護士が、「まさか！」と言いながら、震える手で懐中電灯でベランダの下を照らすと、うつ伏せに倒れ込んでいるKさんの姿が目に飛び込んできました。

私は階段を駆け下りて、Kさんのもとへ駆け寄りました。私の心臓は、飛び出してしまうのではないかと思えるほどバクバクと早鐘を打っていました。

Kさんの顔は、血まみれでした。鼻血を出し、額と口を切っていました。

でも、息はしています。

正直、ホッとしました。

Kさんをストレッチャーに乗せて、外来の処置室へ運びました。内線で呼んでいた当直医が駆けつけてきて言います。

「どうする？　何かしたほうがいい？」

すでにKさんは、がん末期。本人の希望もあって、もともと何かあっても延命治療はしないという方針でした。

でも、それはがんで自然に病状が悪化した場合の話です。こんな緊急事態はまったく想定していませんでした。

苦しそうに顔を歪《ゆが》めるKさんを見て、私は医師に伝えました。

「先生、痛いのだけは取ってあげませんか？」

「でも、この状況で痛み止めを使うと、副作用で呼吸が止まっちゃうかもしれないし……」

「この期《ご》に及んで、痛いのを我慢させるの、やめましょうよ！」

思わず声が大きくなってしまいました。

以前から「苦しい、早く死にたい……」と言っていたKさんだったので、痛みを我慢させることはしたくなかったのです。たとえ呼吸が止まったとしても……。

「じゃあ、セレネース1A、筋注して」

セレネースとは、痛み止めではなく、呼吸を抑制する副作用のない、精神を安定させ意識をウトウトさせる薬です。

薬の入っているアンプルを切り、注射器でアンプルの中に入っている薬の液を吸おうとしたとき、自分の手が震えているのに気づきました。

落ち着け、落ち着け！

深呼吸してもなお震える手で、なんとかKさんの肩に注射したのです。

その後、Kさんを個室に移動させました。6畳ほどの空間に、ベッドとソファーと床灯台、そして丸いパイプ椅子だけが置かれています。

Kさんは薄青い顔色をしていて、ひと目で生気が抜けかけているのがわかりました。私は小さな丸いパイプ椅子に座って、Kさんに寄り添いました。

Kさんは、左手は動かせないようでしたが、右手で何度も酸素マスクを外そうとしました。その仕草から「もう逝かせてほしい」と意思表示しているようにも感じられました。

酸素マスクを外させないように、私はKさんの右手を握っていました。

先ほどまで「まだ死なないで！」と心の中で祈っていましたが、その姿を見て、私は思いました。生きたいのに生きられないのがつらいのと同じように、死にたいのに死ねないのも、本人にはつらいのだということを……。

ずっとそばにいるから大丈夫。

いつでも好きなときに逝っていいよ……。

心の中でそう思いながら、私は両手でKさんの右手を握って優しく身体をさすり続けました。こちらを見ているのに視線が合わないKさんの瞳に、私は映っていなかったかもしれません。

やがてKさんの目から涙がこぼれ、握っていた私の手を、弱々しくも握り返してくれました。

ぬくもりって、体温のことじゃなくて、心の温度のことなんだ……。

Kさんは血の気がどんどん引いていき、手指は青紫色に変色し、なんとも言えない冷たさに変わっていました。それでも、私はたしかにぬくもりを感じたのです。私にそばにいてもいいという許可をくれたと感じたのです。

私は、Kさんの冷たい手をさらに握り返しました。私のぬくもり届け！　と祈りを込めて……。

Kさんは発見されてから1時間後、呼吸が次第に弱くなっていき、息を引き取りました。

息が止まったあとも、私は30分ぐらいそばにいました。死にたいほどつらかったのをわかってあげられなかった悔しさ、喪失感による寂しさ、自分が第一発見者であるショック……。神妙な面持ちでベッドに腰かけていたときに声をかけていれば、こんなことにならなかったのかという後悔もありました。

さまざまな感情が渦巻き、この日のことを思い出すと、今でも胸が締めつけられそうです。あんな思いは二度とごめんです。

運命を受け入れることと、生命を放棄することは違います。運命に逆らって、薬や機械の力を借りて生きようとするのも違うと思います。

天から与えられた寿命に逆らわず、最後まで生命を輝かせることが、運命を受け入れるということなのではないかと私は思います。

夜勤を終え、家に帰ってきた私は、昼間にもかかわらずカーテンを閉め切ったまま、ベッドに突っ伏しました。

どう表現していいかわかりませんが、いろんな後悔が刃となって、私の心を切り刻むようでした。できるだけ感じまいと、感情を鈍らせ、心を空っぽにしていたようにも思います。

ですが、自分ひとりではどうにもならなくなったので、平方眞《ひらかたまこと》先生に、メッセンジャーでメッセージを送りました。平方先生は長野県の愛和病院で働く緩和ケア医であり、私が尊敬してやまない先生です。平方先生なら、私の気持ちをわかってくれると思ったのです。

「先生、患者さんに自殺されてしまいました。私は看護師に向いていないのかもしれません。Kさんの信頼を得ることができなかったんです……」

まるで他人事のように、メッセージを打ちました。平方先生はすぐに返事をくださいました。

「大変でしたね。ぼくも既遂《きすい》はないけど、未遂はたまにあります。その患者さんを愛しているなら大丈夫。この仕事を続けていくことが、その患者さんが残した宿題の答えを見つける道ですよ」

平方先生のメッセージを見て、気づいたらベッドの中で声を出して泣いていました。

突然、身体に血が流れ始めたような気がしました。身体の感覚が戻り、ひどい虚脱感が私を襲いました。同時に、麻痺してこり固まっていた感情が溶け出し、一気に私に襲いかかってきたようでした。

Kさん、ひどいよ！　どうして自分から死んじゃうのさ！　こんなお別れしたくなかったよ！　死ぬって迷惑かかるんだよ。物理的にもだけど、人の気持ちに大迷惑なんだよ！　死は、その経緯が痛ましければ痛ましいほど、残された人たちは深く傷つくんだよ。Kさんはその最たるものだよ。本当に迷惑！　迷惑かけるなら、生きてるうちにかけてほしかった。もっと迷惑かけて生きてほしかった。もっとちゃんと死んでよ！　もっとちゃんと生きててよ！　でも……。死にたいほど苦しかったのに、わかってあげられなかったのは、私たちだったんだよね……。ごめんね、ごめんね、ごめんね……。

涙があとからあとからこぼれ落ち、泣いて、泣いて、まるで子どものようにひとしきり泣いて、私は眠りにつきました。

「死」には悲しみの涙がともないます。

でも、その悲しみの涙の奥には、別れをそれほど悲しめる関係性が築けた「幸せ」や「愛」が隠されています。

私は、Kさんが亡くなって悲しかった……。それは、Kさんを想っていた「愛」がたしかに存在していた証《あかし》です。

たしかに私は、Kさんの信頼を得ることはできませんでした。でも、この先も看護師として仕事を続けていれば、つらい経験をした私だからこそ得られる信頼や救えるいのちがあるのではないかと、このとき思ったのです。

最期まで食べられることで幸せを感じられる

たとえ寝たきりだとしても、口から物が入るというのは、患者さんにとっても家族にとっても、とても幸せなことなのかもしれません。

タカシさんは、仕事、仕事で、家族とすごす時間をほとんどつくることができませんでした。

長年家事や育児に精を出してくれた奥さんへの労《ねぎら》いも兼ねて、結婚30周年の記念に海外旅行をプレゼントしようと思い、奥さんには内緒で計画を立てていました。その計画の中には海外の有名レストランでの豪華なディナーも含まれていました。奥さんは食べることが大好きだったのです。

ところが、その矢先、奥さんが脳梗塞で倒れてしまったのです。

「まさか妻が脳梗塞になるなんて……。定年したら一緒に海外旅行に行ったり、ゆっくりした時間をすごそうと思っていたのに……」

それまで家事をしてこなかったタカシさんでしたが、奥さんの代わりに家事をするようになりました。病状が落ち着いてからは自宅で介護を続け、料理をすることにも慣れていきました。

その期間は6年間に及び、いよいよ最期も近いというときに、奥さんは私が勤めていた病院に入院してきたのです。

奥さんはその頃、飲み込む力が弱くなってしまい、点滴を受けるようになっていました。それでもタカシさんは、毎日病室にやってきてはスタッフに隠れて、奥さんにプリンやアイスを食べさせ続けていたのです。

医師や看護師からは、「食べさせてはいけません」と言われていましたが、タカシさんは知らんぷり。奥さんに食べさせ続けていました。
私はその現場を見たわけではありませんが、奥さんの口の中を吸引すると、ヨーグルトやアイスクリーム特有の甘い香りが残っていたので、食べたなとわかるのです。当然、このことは他のスタッフも承知していました。

万が一、病院のスタッフが誤嚥《ごえん》（食べ物が食道ではなく気道に入ってしまうこと）させて窒息でもされたら、故意でなかったとしても事故になってしまいます。今日では本人が望むなら最期まで、食事をお楽しみ程度の少量でも可能な限り口からとらせますが、当時、安全を第一原則としていた病院では、危険があることなので大っぴらに許すこともできずにいたのです。

でも、家族なら……注意はしますが、まあしかたないと黙認していました。
私たちにも、むしろ自由にさせてあげたい気持ちがあったのです。それが残されるタカシさんの救いになるのなら……。

さすがに最期が近くなり、だんだん具合が悪くなってくると、タカシさんが帰ったあとで痰が上がってしまい、本人が窒息寸前になることもありました。痰が上がると、自分では出せないので本当に苦しいのです。なので、「これは絶対にやめてもらおう」ということになり、師長経由で「絶対にダメ」と伝えてもらうことになりました。

その後、間もなく奥さんは亡くなりました。

結局、亡くなる寸前までタカシさんは奥さんに食べさせ続けたことになります。

死のまぎわまで口から物が入るというのは幸せなことです。食べることで生きていることを実感できるからです。

タカシさんはきっと、奥さんに食べさせることで、これまで仕事にかまけていた時間を少しでも取り戻そうとしていたのかもしれません。

実際、奥さんが亡くなったあと、タカシさんは「仕事でずっとかまってやれなかったけど、6年介護して、ようやく今までの時間を取り戻せた気がします」と言っていました。

タカシさんが奥さんとすごした最後の6年間、大変なこともたくさんあったと思います。でも、介護をしながら、奥さんとすごす時間を楽しんでもいるようでした。

奥さんが倒れたとき、「今」を楽しもうとするのではなく、「まさかうちの女房が……」と「今」を嘆いてすごしていたら、「ようやく時間を取り戻せた気がする」なんていう発言はできなかったでしょう。

今でもたまに、タカシさんが帰ったあとの奥さんの幸せそうな表情を思い出すことがあります。

ひょっとして二人は、海外の豪華なレストランで食事をしている気分になっていたのかもしれませんね。

最期の時間を幸せにする「中治り現象」

人は死ぬ直前に、一時的に元気を取り戻したように見えたり、意識のレベルが改善したりする場合があります。

とても不思議な現象なのですが、臨床で働いていると、たしかにこのような時期があると実感しています。実際、私も何度もその場に立ち会わせてもらっています。

それまで全然意識がなかった患者さんが突然、ぱっちりと目を見開き、その目を閉じることなくいます。でも、とくに口を開いて何か言うわけでもなく、笑顔を見せるわけでもありません。

「どうして今日は、こんなに覚醒というか、起きているんだろうね」

そう話していたら、その日のうちに亡くなる、ということがよくあります。

いちばん多いのは、それまで話すことのなかった患者さんが唐突に、「ありがとう」と言って亡くなっていくことです。

しかし、このような現象は必ずしも全員に見られるわけではなく、まったくなかった、という人もいますが、講演会などでこの話をすると、かなりの人が「うちにもありました」「あれがそうだったんですね」と言ってくれるので、意外とあるものなのでしょう。


その不思議な現象を、看護師たちは「奇跡の時間」と言ったり、「仲直りの時間」「仲良しタイム」と言うこともあります。

意識的か、あるいは無意識なのか、患者さんがこの世のすべてを受け入れたかのように見え、周囲とも和解する時間。その時間を一緒にすごせたり、誰かがすごせたと知ると、生命の偉大さに感動したり、とても癒された気持ちになります。第1章でケンイチさんが「ありがとう」と最期に口にしたのも、きっと仲直りの時間なのでしょう。

その現象は、辞書には「中直り《なかなお》」と書かれていますが、「中治り《なかなお》現象」と呼ぶこともあります。英語ではlast《ラスト》 rally《ラリー》といい、直訳すると「最後の回復」です。ラリーには、「奮《ふる》い立たせる」という意味もあります。自分らしく奮い立って生ききるのは本当に素晴らしいことですし、その時間を感じると、悲しい涙ではなく、まさに自分で自分の人生を完結させたのだという感動の涙が出そうになります。

「生かされた」ではなく、最期まで「生きた」と思えるからです。

なぜ、「中治り現象」が起こるのかはわかっていません。

亡くなる側から見ると、伝えたい言葉があるとか、その人が死ぬ前にやり残したことをするためと考える人もいます。マギー・キャラナン、パトリシア・ケリー共著『死ぬ瞬間の言葉』（中村三千恵訳　二見書房）という本では、二人の看護師が、「死に直面した患者さんたちは周りにメッセージを残す」と記しています。そのメッセージは、大きく分けて2種類あり、ひとつは「人が死ぬまでにどんなことを経験するのか」、もうひとつは「その人が死ぬ前にやり残したこと」。中治り現象は、そのメッセージを伝えるために引き起こされた、奇跡の時間だというのです。

逆に、残される側に立てば、別れの感情を共有する機会となり、関係の修復や、グリーフ（悲嘆）ケアにつながるのではないかと考えられます。

このサインをキャッチするには、こういう現象があると知っておくこと、感じる力を持つことが大事です。

でも、中治り現象についてまったく知らなくても、そのときが来たら自然とわかる場合もあるし、すべてが終わったあとに「ああ、あの時間がそうだったのか」

と振り返って気づくこともあります。

ですが、奇跡はそんなに長く続くものではありません。「元気になったんだ！」「治ったんだ！」と、ぬか喜びして大切な一瞬を逃し、余計に傷ついてしまう家族もいます。

そうならないためにも、「中治り現象」というものがある、ということを心に留めておいていただければと思います。

人が死んでしまうことについては、受け入れるしかありません。死なない人間などいないのです。かといって、生きることはあきらめないでください。人は最期の時を選び、人生をより豊かに生ききることができるのですから。

第４章

延命治療の正解とは

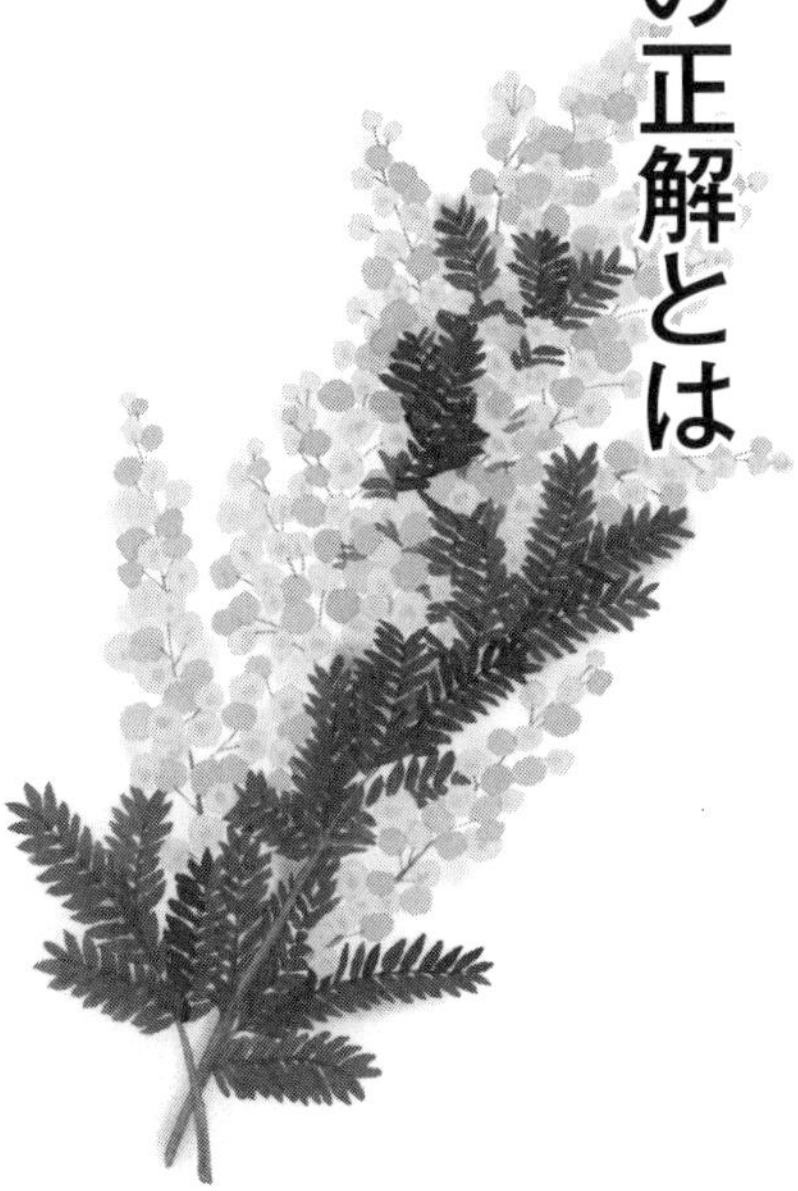

過度な延命治療は本人も家族も不幸にする

「延命治療はしないでほしい」

それが本人の意思であっても、元気なときにご家族と話し合っておかなかったばかりに延命治療をされてしまう患者さんがたくさんいます。

動けなくなって、食べられなくなって、身体は木々と同じように自然に枯れていく。眠っている時間が増えていき、呼吸する筋肉も衰えて息が止まる……。

これが最も自然な生き方であり、最も自然な死であるはずです。

ところが病院では、ここに至るまでにえらく遠回りさせられてしまうのです。

受けつけることができない量の点滴による栄養補給で身体はぶくぶくにむくみ、

ベッドの上にいながら痰と咳《せき》で溺《おぼ》れているような状態で苦しみます。免疫機能が落ちて出血しやすくなった口の中は感染を起こして血だらけ。目の端も切れて出血すると、まるで血の涙を流しているよう……。

それはもう生命体として、本来は終焉《しゅうえん》を迎えている状態なのですが、ご家族が受け入れない限り拷問《ごうもん》ともいえる苦しい状態が続いていくのです。

わずかばかりの延命をするのではなく、痛みだけを取りながら自然に亡くなっていくことを選択し、実際それで幸せそうだったご家族を何例も見てきました。

そうは言っても、ご家族が身内の最期をそう簡単に受け入れることができない気持ちもわかります。

終末期に苦しむのは、患者さんだけではないのです。

患者さん本人は物理的に苦しみ、ご家族は、自分以外の人の人生を決めることに大きく苦しみます。

ケアマネージャーをしている友人が、お母さんを看取るときにいちばんつらかったのが、「母とはいえ他人の人生を自分が決めることだった」と言っていました。彼女はもともと介護士をしていたので、介護自体は苦痛ではなかったし、行政や福祉のことにも詳しかったので困ったことにもすぐ対応ができたそうです。

しかし、たとえ家族であったとしても、延命治療をしないという決定を下すのは、「人殺し」にあたるのではないか。そこまでは言えないにしても、親の人生に大きく関わることを自分が「決める」というのは、親の人生の責任を負わされることになる気がして嫌だった、とのことです。

そして、「母には元気なときに文章で、意思をしっかり書き残してもらっておけばよかった」と付け加えました。

過度な延命治療を続けたために、つらくて苦しい最期をすごすことになった患者さんやそのご家族を私はたくさん見てきました。

家族の「私を人殺しにしないで」という思い。

できる限り長生きしてほしいと思う、周りの善意。

ご家族からの苦情や訴訟を回避するために、そうせざるを得ない医療者の立場。

こうしたことが入り交《ま》じり、事は簡単には運びません。

「お母さん、頑張って長生きしてね」

久しぶりにお見舞いに来た娘さんの言葉に、

「私が死んだら、頑張りが足りなかったってこと？」

と、娘さんが帰ったあとに涙している患者さんを見たこともあります。


そうかと思うと、自分の親は死なないとでも信じているのではないかと思えるようなご家族もたくさんいます。

「お母さんが死ぬなんて考えられません！」

こう言って、私たち医療者といっこうに話のかみ合わない娘さんがいました。

この娘さんのお母さんの年齢は94歳でした。

この方は長い闘病生活に疲れ果て、乞《こ》うような目で私を見つめ、点滴をするのをふるふると首を振って拒否していたのに、私は「ごめんね」と謝りながら、なかなか入らない点滴の針を何度も何度も何度も彼女の腕に刺していました……。

愛する人を失う家族もまた、本人とは違う苦しみを背負うことはわかっています。ですが、本人の気持ちや苦しみを理解せずに、家族の思いを押しつけるのはエゴではないでしょうか。

「自分がされたらどうなのか」

ここに想像をめぐらすことも必要だと思います。

「死」が避けられないときに、専門家や周りのアドバイスを聞くことがあっても、生き方を決めるのは自分自身です。

あらかじめ、死について、そして亡くなったあとのことについて話し合いをしておくことは「予期悲嘆《よきひたん》の実行」と言って、死に対する免疫をつけることにもなります。

確実に訪れる死やそのあとのことを、先に考えておくことで心構《がま》えができるから、遺される人にとって、また死にゆく本人にとっても新しい生きる力が湧いてくるということを知ってほしいと思います。死を見ないふりをしていても、必ずのしかかってくるのですから。

元気なときから、いのちについて真剣に考えてみませんか？
あなたが生きるに当たって、どこまでなら許せますか？
例えば、視力を失う代わりに、いのちが延びるとしたら許せますか？
聴覚を失ったら？
足を失ったら？
自分では指一本動かすことができなくなったら？
家族の顔がわからなくなったら？
延命治療を悪と言っているように聞こえるかもしれませんが、そうではありません。

本当に延ばしたいのは、人が人として生きる時間です。

治療によっていのちが続く時間が多少延びたとしても、治療で失った時間を考えれば、逆に時間を無駄にしているとも考えられませんか。

そう考えたとき、私はただでさえ限られた時間、余命をかけてでも、いのちの使い方にこだわる生き方をしたいと思うのです。

「延命治療は望みません」が医師や看護師を悩ませる

「本人は延命治療をしないでくださいと言っていました」

「私たちも延命治療は望みません」

患者さんのご家族からそう言われることがあります。

でも、私たちから見ると、「いえいえ、もう十分に延命治療しているではないですか」という人もけっこういるものです。

どうしてこのようなことが起こるかというと、家族、医師、私たち看護師、他の医療関係者それぞれで、延命治療に対する考え方や、そもそも何をもって延命治療というのかの基準がみな違うからです。

心肺停止になってから胸骨圧迫をしたり人工呼吸をするのが延命だという医師がいれば、点滴などの人工栄養、人工透析《とうせき》、人工呼吸こそが延命治療だという医師もいます。私はどちらかといえば後者の考え方です。

つまり、家族の方に「延命治療をしないでください」と言われても、人工呼吸をしてほしくないのか、人工栄養をしてほしくないのかがわからないのです。

なかには「何もしないでけっこう」と言う人もいます。

でも、病院というのは「何かをするところ」です。もちろん、本人には言えませんが、「だったらどうして病院にいらしたのですか?」と聞いてみたい思いに駆《か》られます。

要するに、「何もしない」のニュアンスが違うのです。

ただ、このあたりの考え方が、患者さん側と病院側で、少なくともある程度は一致していないと、あとあと「何もしてくれなかった」「余計なことをされた」などとトラブルの種《たね》になりかねません。

だからこそ、患者さん側が言う「延命治療は望みません」は医師にとってはじつに悩ましいし、すぐに「はい、わかりました」とうなずくわけにはいかないのです。

延命治療をするか、しないか——。

なかには入院時から決めている方もいますが、病院側も含めて多くの人の岐路《きろ》になるのが、患者さんの口から物が入らなくなったときです。この段階で何もしないと、患者さんは急速に衰《おとろ》え、もって3週間などということになります。患者さん側は、遅くてもこの段階までにどうするかを考えておいたほうがいいでしょう。そして最終的には患者さんかご家族の方が結論を出すべきです。

もちろん、病院側も相談に乗りますし、情報も提供しますが、医師というのは病気や治療の専門家ではありますが、生や死の専門家ではありません。

宗教的なことや哲学的なこともあるでしょうし、人の生死に関してはご自身やご家族の方が決めるのが筋《すじ》だと思います。

では、口から物が入らなくなったとき、「何もしない」という選択肢を選ばなかった患者さんに、病院は何ができるのでしょう。

延命治療としては胃ろう、末梢点滴、皮下点滴などがあります。患者さんの苦痛などを考慮に入れると、看護師の私が推奨《すいしょう》できるのはせいぜいここまでです。

医師の中には右記以外の「中心静脈栄養」を選択する人もいます。

中心静脈栄養とは、「高カロリー輸液療法」「完全静脈栄養法」とも呼ばれる方法で、点滴で血管から栄養補給します。

このやり方では、生きるのに必要なカロリーをしっかり摂取するために、濃度の高い輸液《ゆえき》を注入します。その際、末梢の細い血管からだと静脈が炎症を起こしやすくなるので、心臓近くの太くて血液量が多い血管、中心静脈にカテーテルを挿入して直接的にエネルギー補給をおこないます。

この中心静脈栄養、高カロリーを摂《と》れるので栄養状態の悪い患者さんには適していると言われていますが、半面、中心静脈にカテーテルを挿入するので、その際に挿入部から菌《きん》が入り込んで感染症になりやすくなったり、肺を傷つけて気《き》胸《きょう》や血胸《けっきょう》といった合併症を起こしやすくなります。

また、急に始めると血糖値が急上昇し、急にやめると逆に低血糖に陥《おちい》るリスクもあります。

要するに、中心静脈栄養は、患者さんにかえって苦しい思いをさせてしまう可能性もかなりあるのです。

もちろん、医師はよかれと思ってこの方法をすすめるわけですが、なかには「患者さんにとっての最高の死に方とは何か」までは考慮していないのではないかと感じてしまう場合もあるように思います。

〝そもそも〟で言うなら、40～50代の医師に、死期が間近に迫った80～90代の患者さんの生き方や哲学を、短い期間のつきあいの中で完全に理解できるとは限らないのですから。

なぜ老衰が理想的な看取りなのか

先日、「点滴の量を減らしましょう」と医師から提案されたご家族が、こう言いました。

「点滴しなかったら、弱っていくんですよね。老衰じゃかわいそう……」

読者のみなさんはどうお考えですか。

このご家族と同じでしょうか。

看護師として言わせていただくと、このご家族の考え方は、「正解とは言いがたい」です。

本来は、「老衰じゃないとかわいそう」なのです。

老衰が最も楽な死であり、理想的な看取りとは、「老衰に近づけること」だからです。

老衰とは、年を取って亡くなることではなく、細胞や組織の能力が全体的に衰えて亡くなることをいいます。

すべての臓器の力がバランスを保ちながら、ゆっくり命が続かなくなるレベルまで低下していくので、患者さんはそれほど苦しくありません。ちょっとおかしな表現になるかもしれませんが、気がついたら死んでいたというのが、老衰による亡くなり方です。

世の中で「大往生でしたね」「天寿をまっとうしましたね」といった言い方をされる〝死〟は、たとえ死亡診断書には「虚血性心疾患」「大腸がん」などと記されていたとしても、老衰死でもある場合が圧倒的です。

この老衰こそが理想的な死なのです。

実際、現代の医療では、どんな病気だとしても、最期は老衰を目指して治療やケアをしていきます。

老衰のどこがいいかというと、すべての臓器の力がバランスを保ちながらゆっくり命が続かなくなるレベルまで低下していくと、本人は苦しさをあまり感じないのです。どこか身体の一部が衰えて他に元気な部分があるから苦しいのです。

例えば、高齢の肺がんの患者さん。肺の機能が落ちているのに他の器官が正常だとバランスが取れていないので苦しいのです。

だったら肺の機能を上げればいいじゃないかと思うかもしれませんが、老化によって一度弱った機能は上がりようがありません。

脳の機能に異常があって寝たきりになってしまったけれど、心臓は衰えていないので寝たきりのまま延々と生き続ける……。それと裏表の関係にあるのが老衰なのです。

治療というのは本来、いちばん弱いところに合わせておこなうべきです。それがいちばん元気なところに合わせようとするから、本人がつらい思いをしてしまうのです。元に戻らないものを戻そうとするから、患者さんが苦しむのです。

元気なところに合わせる治療というのは、極端に言うと、50年前にオリンピックでメダルを取った人に、当時と同じトレーニングを課すようなものなのです。

80代後半の男性患者のミズノさんは、肺がんの末期を迎えていました。

とてもかわいらしいおじいちゃんで、よく笑い、よく食べ、酸素ボンベを転がしながらよく病棟を散歩していました。

このミズノさん、徐々に病気が進行し、眠っている時間が増えていきました。ご飯も食べられなくなりましたが、経管栄養も点滴もしませんでした。ご家族の希望は「自然なまま生かしたい」だったので、延命のための治療はしませんでした。ご本人も、「苦しいのは嫌だから、延命なんてしないでおくれ」と口ぐせのようによく言っていました。

やがてミズノさんは、心臓のポンプとしての機能も低下し、全身の臓器に必要な量の血液を送ることもできなくなりました。以前は身体に水分が溜まって全身がむくんでいましたが、飲んだり食べたりができなくなったので、しだいに身体がしぼんでいきました。

ベッドの上で丸まって眠っているミズノさんの表情は穏やかで、無垢《むく》な赤ちゃんのようでもあり、すべてを悟った仏さまのようでもありました。

飲まず食わず、点滴もせずで、ミズノさんは自然なまま、それから10日間生きました。

食べたり飲んだりできなくなったら、「もつのは長くて10日間くらい」と言う先生もいますので、ミズノさんはぎりぎりまで頑張ったと言っていいでしょう。

では、末期がんのミズノさんがどうして限界まで頑張れたのでしょう。

何もしなかったからです。

自然であったからこそ、穏やかにすごせたのです。あの状態で点滴をしていたら、痰が増えて苦しんだことでしょう。穏やかな表情ですごせなかったのは間違いありません。

とくに肺というのは、全身の中でいちばん弱いところです。体内の水分が少しでも多いと肺に水が染み出し、痰が増えて苦しくなってしまうのです。

結局、ミズノさんは10日間眠り続けたあと、病室に奥さんと娘さん、お孫さんがいるときに亡くなりました。

病室は個室でしたが、そのとき、窓際の二人掛けのソファーに奥さんと娘さんが座り、丸いパイプ椅子にお孫さんが座って、女性だけで仲良く話が盛り上がっていました。ご家族はミズノさんが眠っていると思っていましたが、気がついたときにはミズノさんの呼吸は止まっていたということです。

その場に居合わせた家族が誰も気がつかなかったほど、穏やかな亡くなり方だったということです。

よい死とは、時にあまりにもあっけないものなのです。

死を壮絶なものにしているのは、ほとんどの場合、人の死を受け入れられないご家族と、私たち医療者なのではないでしょうか。

終末期の人に〝点滴神話〟は通用しない

点滴を〝魔法の水〟のように思っている人もいるかもしれません。

たしかに、熱があるなど体調が悪いときに外来にやってきて、「点滴をお願いします」という患者さんはけっこういるようです。多くはこれでよくなるはずという気持ちの影響が強いと思いますが、脱水が改善されるから体調がよくなるということもたしかにあります。

そんなことから、「何かあったら〝魔法の水〟の点滴で一発解消」などと信じている人も少なからずいるとか。

しかし、そんな〝点滴神話〟が通用するのは、壮年期か老齢期でも元気にすごしている人の話。相手が終末期近くの患者さんとなると、話はまったく変わってきます。

たしかに、寝たきりになって口から物が入らなくなり、「どうしますか？」というとき、点滴が選択肢のひとつではありますが、体力がなくなってくると、栄養や水分を受け止める力も弱くなり、無理に入れると受け止められず、それが逆に身体への負担になるのです。

とくに最近は、終末期にはいちばん弱いところの負担を減らして楽にすごすために、点滴を減らすかやめるかすることが多くなってきました。

点滴をやめると言うと、ずいぶん消極的だなと思われるかもしれませんが、そうではなく、現状が最善のバランスなので、それを崩さないためにという積極的な判断なのです。

数年前は最後まで大量の点滴をし続けて、全身むくんでぶくぶく。痰が増えて、ベッドの上で溺《おぼ》れるように苦しんで、その痰を取ろうと吸引するからなお苦しむ、という悪循環に陥っている患者さんがたくさんいました。今では、そういうことはありません。

とはいっても、やってみなければわからないこともあります。身体全体のことを考えれば、点滴をしたほうがいい場合もあるからです。

だから臨床では、点滴をしてみて、むくみや痰が増えたら量を減らしていくという方法がとられています。


70代の男性患者のスズキさんは、脳梗塞で入院していました。

口から物を食べると肺炎を繰り返すので、太い血管にカテーテルを入れて栄養と水分を補給する中心静脈栄養をしていました。

終末期に栄養をとる選択肢としては、

● 胃ろう（胃に穴を開けて栄養を直接胃に流し込む方法）
● 経鼻経管栄養（鼻から管を入れて栄養を直接胃に流し込む方法）

- 末梢点滴（静脈に点滴をする方法）
- 皮下点滴（皮下組織に点滴をする方法）
- 中心静脈栄養（太い血管にカテーテルを入れて点滴をする方法）
- 亡くなってもいいから口から食べさせる（最期は食べ物を飲み込む力が衰えるので、口から食べることにこだわりすぎると、誤嚥《ごえん》などを引き起こして亡くなることもあります）
- 何もしない

という7種類があります。

どれを選んでも良い面と悪い面が混在していて、これで百点満点！　という選択肢はありません。

スズキさんが選んだ中心静脈栄養というのは、前にもお話ししたように、身体を維持するのに十分な栄養は入れられますが、長期間にわたって中心静脈栄養を続けると、食道や胃など消化器を使わないので、消化器の機能が低下し、身体全体のバランスを崩してしまうことも少なくありません。また、血管内に入っているカテーテルを通じて菌が血管内に入りやすく、感染症で死ぬこともあります。

実際、スズキさんも感染症を起こして40度の熱を出し、中心静脈に入っているカテーテルを抜くことになりました。

代わりに末梢血管に点滴をしたのですが、高カロリーの点滴は入れることができません。高カロリーの点滴を入れると、末梢の血管の強度では耐えられなくて炎症を起こしてしまうのです。

５００㎖の点滴を末梢から入れても、身体に入る栄養は２００㎉くらいが限度です。成人男性の一日に必要とされるカロリーは２０００㎉前後なので、点滴１本では栄養補給という意味ではまったく足りていません。コーラ１本（５００㎖）のカロリーが２２５㎉程度ですから、カロリー的にはコーラを１本飲むのと変わりありません。かといって必要なカロリーを入れようとしたら、６０００㎖以上の点滴を入れないといけなくなり、そうすると水分をとりすぎてしまいます。

一日に2本、カロリー的には４００kcal程度の末梢点滴になったスズキさんは、みるみる痩せていきました。

もともと身体は弱っていたので、血管も脆《もろ》くなっていていてたびたび点滴が漏れ、何度も点滴を刺し直さなければなりません。体幹はガリガリなのに、吸収できない水分が溜まって手足はぶくぶくにむくんでいました。刺し直す際も血管がなかなか見つけられず、何度も何度も針を刺す羽目になりました。

「痛い……痛いよ……、もうこんなひどいことはやめてよ……」

スズキさんは針を刺し直すたびに涙を流して悲鳴をあげました。

嫌がって動くので、何人もの看護師が押さえつけて針を刺したのでした。

末梢点滴が難しくなった場合、皮下点滴という選択肢もあります。皮下組織に点滴をして、ゆっくり血管内に水分を吸収させるというものです。

皮下点滴では、カロリーはほぼ入れられません。だからなおさら衰えは加速します。でも、スズキさんの苦痛を減らすためには、この段階で末梢点滴から皮下点滴にするのが最善の選択と思われました。

しかし、皮下点滴にするのを看護師が嫌がったのです。「もう皮下点滴にしましょうよ」と私が言っても、「自分が最初に皮下点滴はしたくない」という答えが他の看護師から返ってきました。

終末期には、末梢点滴であろうと皮下点滴であろうと、吸収する力がすでに衰えているので、余命に影響は与えないという研究結果もあるのですが、その看護師には、自分がいちばん最初に皮下点滴をすることで患者さんの死期を早めてしまうのではないかという危惧があったようです。

そもそも肺炎を何度も繰り返している時点で、身体は生きていくのが難しい状態にまで衰えているのです。

「延命」は本来、どう生きるかを叶えるための手段であるはずなのに、「延命」がスズキさんを治療する目的になってしまっていました。

たとえ終末期でも、「もうすることがない」と治療をあきらめるばかりではありません。いかにつらさを取り除き、穏やかにすごしてもらうかがテーマとなりますが、それに向かって積極的に行動していきます。

つらい思いをしているのは、本人だけでなく、医療者も家族も同様です。そこに誰も向き合ってくれなかったら、本人は孤独と絶望の中、亡くなっていくことになります。本人のつらさに対応できなければ、家族も医療者もずっとつらいままということになります。

本人のつらさをどうすれば取り除けるのか、本人や家族にどう接するのか、それを知って行動し続けることが、よい看取りをするためには必要なことです。

今入っている末梢点滴が漏れたら、私が皮下点滴にする！　と思っていたのですが、スズキさんは皮下点滴にすることなく、すべての点滴をやめてしまいました。

スズキさんの針の痕や内出血だらけの腕や足を見て、ご家族が「つらくて見ていられない」と言ってきたのです。

本人が泣いて「もうやめてくれ」と懇願したこともあり、これ以上延命治療をしないとご家族が決めたのでした。

入院中の決定権が、本人を差しおいてご家族のほうにあるというのはおかしなところではありますが、これが現状でもあります。


しかし、点滴だけが看護ではありません。

私たちは、スズキさんが最後まで穏やかにすごせるように身体をきれいにしたり、姿勢を整えたり、話をしたり、できる限りつらい思いを取り除くケアをしていきました。

スズキさんは、「ありがとう！　ありがとう！」と毎日、私たちにお礼を言い続けてくれました。


入院当初、スズキさんはお世話になった人に手紙を書いていました。友人、一緒に働いていた会社の人、生きているか死んでいるかもわからないけれど中学校時代の担任の先生などに……。

自分にはもう時間がないことがわかっていたのでしょう。少し麻痺があったので、ヨレヨレでなんだかわからない文字もありましたが、当時を思い出すように、微笑みながら毎日少しずつ手紙を書いていました。

中心静脈栄養のカテーテルを抜いたあたりから体調が悪く手紙を書けなくなってしまいましたが、「体調がいいときに、あんたにも書いてやるからね」と言ってくれていました。

結局、私が手紙をもらうことはありませんでしたが、書いてくれていたとしたら、「ありがとう」だっただろうなと勝手に想像しています。

点滴をしていた頃のスズキさんは、顔がこわばり、身体中に力が入って緊張していました。点滴をやめたあとは、穏やかな笑顔で、とてもリラックスしていました。

点滴をやめて3日後、スズキさんは最後まで微笑みながら、静かに眠るように亡くなりました。

死因は「老衰」。本当に穏やかな最期でした。

身体が危機的状況に陥ると、エンドルフィンという多幸感を感じる麻薬類似物質が脳からドッと出て、本人は苦痛なく、むしろふわふわ心地のいい中で亡くなっていきます。まさに夢見心地の中、スズキさんは亡くなっていったのです。

人の死は、本来とても静かなもののはずです。

死とは、身体の機能が限りなくゼロに近づいた時点で訪れます。だから、ほとんどの人は眠るように静かに亡くなっていきます。心電図モニターなどの機械をつけていなかったら、いつ亡くなったのかわからないくらいです。

スズキさんの最期を壮絶にしてしまっていたのは、私たち看護師でした。

もっと早く点滴をやめる、あるいは皮下点滴にしていたら、針の跡や内出血もなく身体もきれいであったでしょうし、本人に苦しい思いをさせることなく、笑顔の時間がもっとあったでしょう。人の死を受け入れられないのはご家族だけではありません。医療者もまた同様なのです。

終末期の患者さんには、点滴をやめたり量を減らすことで楽になり、穏やかな顔ですごす方が本当に多いのです。

医療がまったく必要ないわけではありません。必要な医療、たとえば苦痛を取り除く医療は積極的にしたほうがいいです。そして、不要な苦痛をもたらす医療は極力排除すべきです。何よりも最期までバランスを保っていくことが大事なのだと私は伝えたいのです。この事実をたくさんの人に知ってもらい、できれば早く「常識」にしたいのです。

「できるだけのことをした」というのを「できる限りの医療を施した」ということだと思っている人が多いのでしょうが、そうではなく、「できる限りつらい思いを取り除くことができた」と感じてもらえるようにしたいと思っています。

２０１７年の死亡者数は１３４万４０００人。２０３０年には１６０万人を超える「多死社会」が訪れると予測されています。多死社会が恐ろしく悲しい時代となるのではなく、

「できる限りつらい思いを取り除くことができた」

「いい人生だった」

「あんな死に方いいよね」

そんな「死とうまくつき合う時代」になっていくことを願っています。

胃ろうは必要以上に〝悪者〟扱いされている

胃ろうとは、食事ができないか、食べることはできてもむせてしまって誤嚥性肺炎を起こしやすいなど、口から栄養をとれない方を対象に、内視鏡を使ってお腹に小さな口を造り、胃に直接、栄養や水分、医薬品を入れる方法です。今日《こんにち》、人工的水分栄養補給法とも呼ばれています。

鼻からチューブを入れる方法などに比べて、胃ろうは一度造設してしまえば、以後の患者さんへの苦痛は少なく、言語訓練や口から食べるリハビリをおこないやすいというメリットがあります。

その一方で、「口から物が入らない人にそこまでするなんて、人間性を無視している」「寝たきりで何年も生かしているだけ」などといった悪評も多く聞こえてきます。

要するに、「ただ延命のためだけに胃ろうをするのはいかがなものか」ということでしょう。

とくに、マスコミなどで否定的に取り上げられることが多くなってからは、胃ろうはすっかり〝悪者〟になってしまった観があるようです。

そもそも胃ろうは、1970年代後半にアメリカで小児患者用に開発されたものので、当初から終末期が近い高齢の方を対象にしていたわけではありません。それがとくに日本では1980年代以降、患者さんの負担が少ない内視鏡で設営できることもあって、高齢の寝たきりの方の長期栄養経路として適用されるようになりました。

患者さんの最期に接している立場から言わせてもらうと、口からご飯を食べられなくなったら、胃ろうで延命するか、手足から直接血管に針を入れる末梢点滴か皮下点滴で老衰による死を待つか、もしくは何もしないか、この3つの選択肢から選ぶのがいいように思います。

ところが、現実には鼻から管を入れられたり、中心静脈にカテーテルを挿入されたりする患者さんがけっこういるのです。

「胃ろう＝悪」という説が広まってからは、実際に、「胃ろうはけっこうです」と言う患者さんやそのご家族が増えたのですが、それでいて「もっと長生きしてほしい」「長生きはしたい」という希望は捨てていないので、患者さんは鼻から管を入れられることになってしまうというわけです。

何を隠そう、鼻から管を入れる経鼻経管栄養というのは、胃ろうが普及する前に多く採られていた方法です。

ただ、この方法は患者さんの苦痛や家族の負担が大でした。ずっと管を入れていると、肺炎を起こしやすく苦しむことがあるからです。唾液や食べ物などが気管に入ってしまった場合、通常はむせて、気管に入りこまないよう排出させる反射機能が働きます。口からご飯が食べられない状態であれば、この反射機能が鈍っていることも多いものです。むせて排出させることができずに、唾液などが気管や肺に入り込んでしまうことがあります。このことを誤嚥《ごえん》と言います。経鼻経管栄養は、本人が食べたい量や食べられる量ではなく、無理やり多量の水分や栄養を胃の中に流し込むので、食道をさかのぼって逆流してしまうこともあります。細菌を含んだ唾液とともに消化液を含んだ胃内容物を誤嚥すると、細菌が繁殖して肺に炎症を起こすのです。

鼻から管を入れられて抑制されるのは倫理的にもどうなのかという議論が起こり、それを受けて胃ろうが普及したといういきさつがあります。

ところが今、胃ろうが〝悪〟のような言われ方をして、経鼻経管栄養が再浮上してきているのです。

これがどういうことかというと、医療が10年前に逆戻りしてしまったということです。医療は今、来た道を戻っているのです。

これって、どうなのでしょうか。

もちろん、無条件に胃ろうに一票！　というわけではありませんが、個人的には、とくに急性期の方には胃ろうが向いているように考えています。

たとえば脳梗塞を起こしたばかりのときは、胃ろうを造ったほうが栄養が入るので、リハビリも頑張れます。そうすることで、また口から食べられるようになることもあるのです。

このあたりも多くの人に誤解があるようで、「一度、胃ろうになると、ずっとそのまま」と思っている人も多いのですが、そうではありません。胃ろうがあっても、口から食べることができますし、口だけで十分に栄養をとれるようになったら胃ろうはふさぐこともできます。

にもかかわらず、「胃ろうはけっこうです」と言う人が多いのが現実です。でも、点滴だとなかなか体力が回復しないので、リハビリを頑張れません。繰り返しになりますが、私個人としては、延命治療をおこなうなら、胃ろうで長生きさせるか、末梢点滴や皮下点滴で静かに衰えるにまかせるか、このどちらかだと思っています。

たしかに過剰な延命になってしまう部分もあるかもしれませんが、一緒くたに胃ろう＝悪というのは違うのではないかと思います。

第5章

旅立つ人が本当に望んでいること

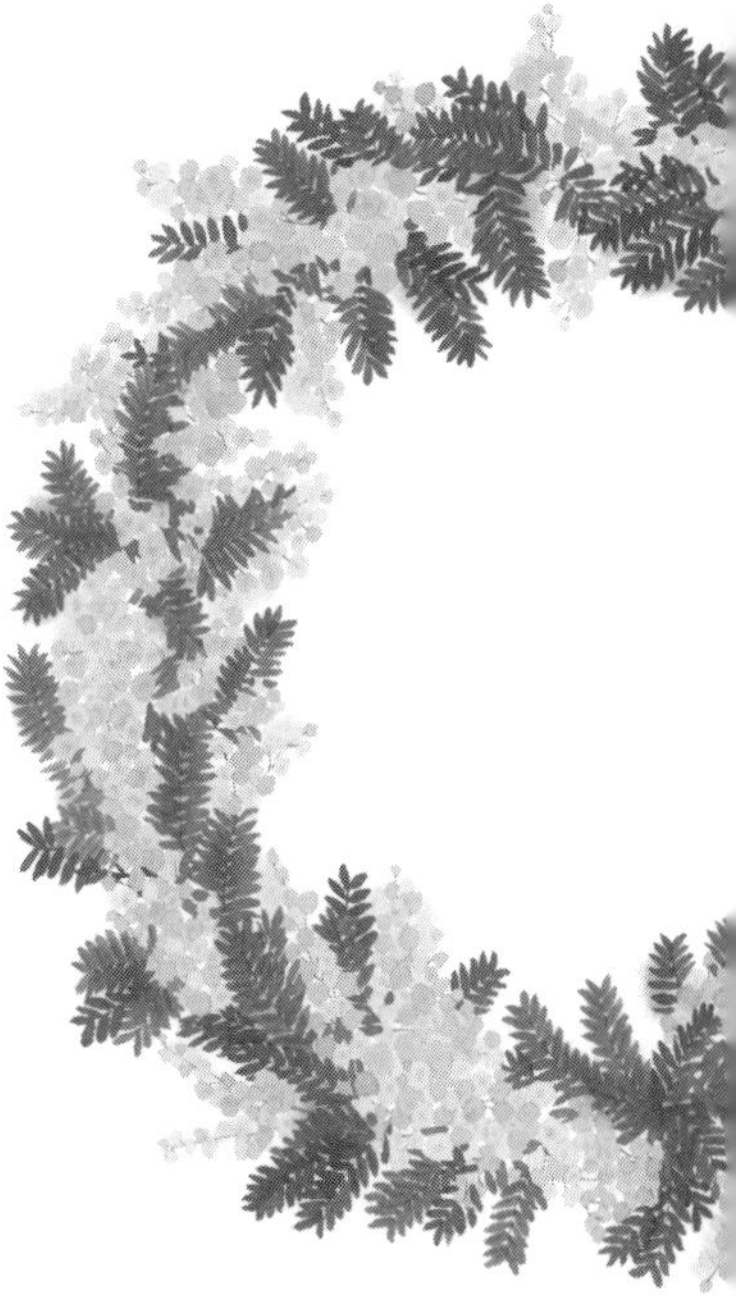

「人の役に立ちたい」が生きるエネルギー

99歳になるイトさんは、背の低い腰の曲がったおばあちゃんです。いつもニコニコしているかわいらしい人で、言葉づかいもとても丁寧。ご家族からも病院のスタッフからも愛されていました。

イトさんは、足腰が弱って移動は車椅子を利用していたので、何をするにも誰かの介助が必要でした。

「ごめんね。迷惑ばかりかけて申し訳ない。早くお迎えが来てほしい」

イトさんは、介助を受けるたびに涙を浮かべてそう言っていました。

「そんなこと言わないで。私たちはお手伝いをするためにいるのですから、大丈夫ですよ」

イトさんを看る看護師たちはいつもそう伝えていました。しかし、イトさんは決まって浮かない顔をしていました。

イトさんは、大腸がんの末期でしたが、痛がることはほとんどありませんでした。車椅子に乗せてさえいれば、自分でちゃんとお茶碗を持って食べることができる人でした。

そんな彼女が肺炎になってしまい、２週間くらいご飯が食べられなくなり、その間、点滴治療を受けることになりました。

それがきっかけで、イトさんは寝たきりになってしまいます。

病状もしだいに進み、一日のほとんどを眠ってすごすようになっていきました。

もうそろそろ息が続かなくなりそうというときに、イトさんは何か言いたそうな顔をしました。

「お茶をたてたい……」

言葉も出せないほど衰弱していたイトさんが、突然、言いだしたのです。

じつはイトさんは、お茶の先生をしていて、その方面ではそれなりに知られた存在だったようです。

しかし、いくらプロとはいえ、今のような寝たきりの状態でお茶をたてることができるのだろうか……。

看護師たちは半信半疑でしたが、大好きなかわいいおばあちゃんが望んでいるのです。おそらくそれも最後の望み……。なんとか叶えてあげたくて、私たちは急いでお茶の道具をかき集めることにしました。

その日の夕方、奇跡が起きました。

イトさんは、いついのちが終わるとも知れない衰弱しきった身体にもかかわらず、ベッドの上ではありましたが、りんと背筋を伸ばし、見入ってしまうような美しい所作で、その場に居合わせたスタッフにお茶を振る舞ってくださったのです。

「イトさん、どう言っていいのか……。すごいですね、ありがとう」

スタッフがこう言うと、イトさんはとてもうれしそうな笑みをこぼしてくれました。

人に喜んでもらえる〝仕事〟ができたイトさんの顔は、本当に30歳は若返ったように見えました。

この2～3週間、ほとんど寝てばかりいたイトさんでしたが、お茶をたてているときの真剣な顔、真剣な目、真剣に相手を想う心には私も身がひきしまる思いがしました。果たして、私はそれほど真剣に仕事に向き合い、人と接していたかと深く考えさせられたのです。

イトさんの〝仕事〟への向き合い方、人への接し方……。その真摯《しんし》な在《あ》り方に、もっともっと患者さんと真剣に向き合っていかなければと、あらためて決意したのでした。

寝てばかりいたイトさんがお茶をたてることができたのは、「多くの人の役に立ちたい」という思いがあったからでしょう。そんな思いが、本人にも周りにいた私たちにもエネルギーを与えたのです。人の役に立つことが生きるエネルギーになるのだと、イトさんの姿に学ばせてもらいました。

イトさんは、見事にお茶をたてたわずか3時間後、穏やかな表情のまま、眠るように息を引き取りました。

最期に思い出すのはいちばん愛してくれた人

安らかな最期をくれるのは、「愛」です。

無上に愛された記憶と愛した記憶。それは「人の最期」に、癒しと救いと安心を与えてくれます。

愛は、医療では決して埋められない孤独や死への恐怖をやわらげ、幸せな境地へと導いてくれるのです。


97歳のタカコさんは、老衰がかなり進行していましたが、何かあると「お母さん、お母さん」と、目の前にお母さんがいるかのように、はっきり言葉にして呼びかけていました。タカコさんにはきっと、お母さんに無上に愛された記憶があったのでしょう。

あるとき、「お母さん」と口にしたタカコさんに、同室の80代の患者さんが言いました。

「あのね、あんたのお母さんなんて、そりゃ、30年ぐらい前に、とっくに亡くなっとるわ！」

それでもタカコさんは臆せず、何かと言っては「お母さん、お母さん」と言い続けていました。

それだけ母の愛が深かったということでしょう。


人は、いちばん愛してくれたという実感がある人のことを、いちばん大切にしたいと思うのでしょう。たとえその人が亡くなっていようと、その愛に変わりはないし、その愛こそが心のよりどころとなるのです。

いちばん愛してくれた人……。それが「お母さん」という人は少なくありません。死が近づき、衰弱し始めた患者さんで、「お母さん、お母さん」とベッドの中で母親を呼んだ人を私は何人も知っています。


末期の大腸がんで入院していた40代のムラカミさん（男性）をいちばん愛してくれた人も、「お母さん」でした。

ムラカミさんは40歳のときにリストラにあい、その後はアルバイトを転々としていましたが、42歳のときに倒れて、大腸がんと診断されます。

ムラカミさんは、離婚していて独身。ご両親はすでに他界していました。

がんの末期は、身体の老化がすごい速さで進行していきます。ムラカミさんはわりと小柄な男性でしたが、痩せ細った身体、こけた頬、目立つ小じわ、目のくぼみは、とても40代のそれには見えませんでした。

ある晩、ムラカミさんは痛みでじっとしていられず、「痛い、つらい」と、まるで子どもが母親に甘えるような目で、私に訴えかけてきました。

私はしばらくの間、椅子に腰かけながら、ベッドに横になっているムラカミさんの背中をさすりました。

「ああ……、早くお迎えが来ないかな……」

ふと、ムラカミさんがかすれた声で独り言のように漏らしました。

「誰にお迎えに来てほしいんですか？」

「えっ？」

「今、早くお迎えが来ないかなって言ったから、誰に迎えに来てほしいのかと思って……」

「そうだな……。だとしたら、お母さんだな」

今まで眉間にしわを寄せていたムラカミさんの表情が、ふわっと緩《ゆる》みました。

「お母さん、褒《ほ》めてくれるかなぁ……」

「えっ？」

「ずっと兄弟仲が悪かったんだけど、最後にほら、仲直りできただろ……」


ご両親が亡くなったあと、弟さんとは音信不通が続いていましたが、末期のがんとわかってから連絡を取るようになり、今では弟さんが週に一度はお見舞いに来てくれるようになっていました。

「そうですね。ムラカミさんはどう思いますか？」

「きっと褒めてくれると思う……。お母さん、褒めてくれると思うよ……」

お母さんのことを話すムラカミさんは、とても照れくさそうでした。

夜が明け、朝になり、私が病室を訪れたとき、ムラカミさんはすでに息をしていませんでした。

私は「えっ、一人で逝っちゃったの？」と思いましたが、すぐに「いや違う」と感じました。ムラカミさんの表情がとても穏やかで、まるで微笑んでいるように見えたからです。

「ああ、きっと、お母さんが迎えに来てくれたのですね……」

私はふとそう感じ、寂しさの中にも、ホッとするような救いをもらいました。

「死とは人生を映し出す鏡のようなもの」と言います。人の死を輝かせてくれるのは、生を輝かせてくれた、愛し愛された人たちのおかげです。

愛された記憶と愛した記憶……。それさえあれば、人は本当に安らかな最期を迎えられるのです。

最期に思うのは「私を忘れないで」

「ベッドの上で一句作ったんだ。聞いてくれるかい？」

肺がんの末期で胸水と腹水が溜まってしまっている70代の男性患者、キヨシさんが息を切らしながらもにこやかに言いました。

そして、少し照れくさそうに自作の句を披露しました。

「看護師さん　みんな美人で　我《われ》、感謝」

続けてキヨシさんは、寂しそうな目をしてこう言いました。

「こんな患者がいたこと、忘れないでね……」

キヨシさんのひと言に私は胸が熱くなり、視界が潤《うる》んできました。

でも、仕事中に急に泣きだすわけにはいきません。私は必死に笑ってごまかそうとしました。

自分のことを忘れないでほしい……。

身体が朽ち果ててこの世から消失しても、愛する家族の記憶の中、これまで縁があった人たちの記憶の中では永遠に生き続けてほしい……。

先に逝かざるを得ない人たちの切なる願いなのかもしれません。

とくに入院していると、どうしても家族や医療関係者以外の人と出会うことも話すこともなくなり、社会から切り離されたように感じ、ますます疎外感を覚えがちです。そんなこともあってなおさら、世の中から自分が消失するように感じてしまうのかもしれません。

だからというわけではありませんが、私はときどき亡くなった人のことを想う

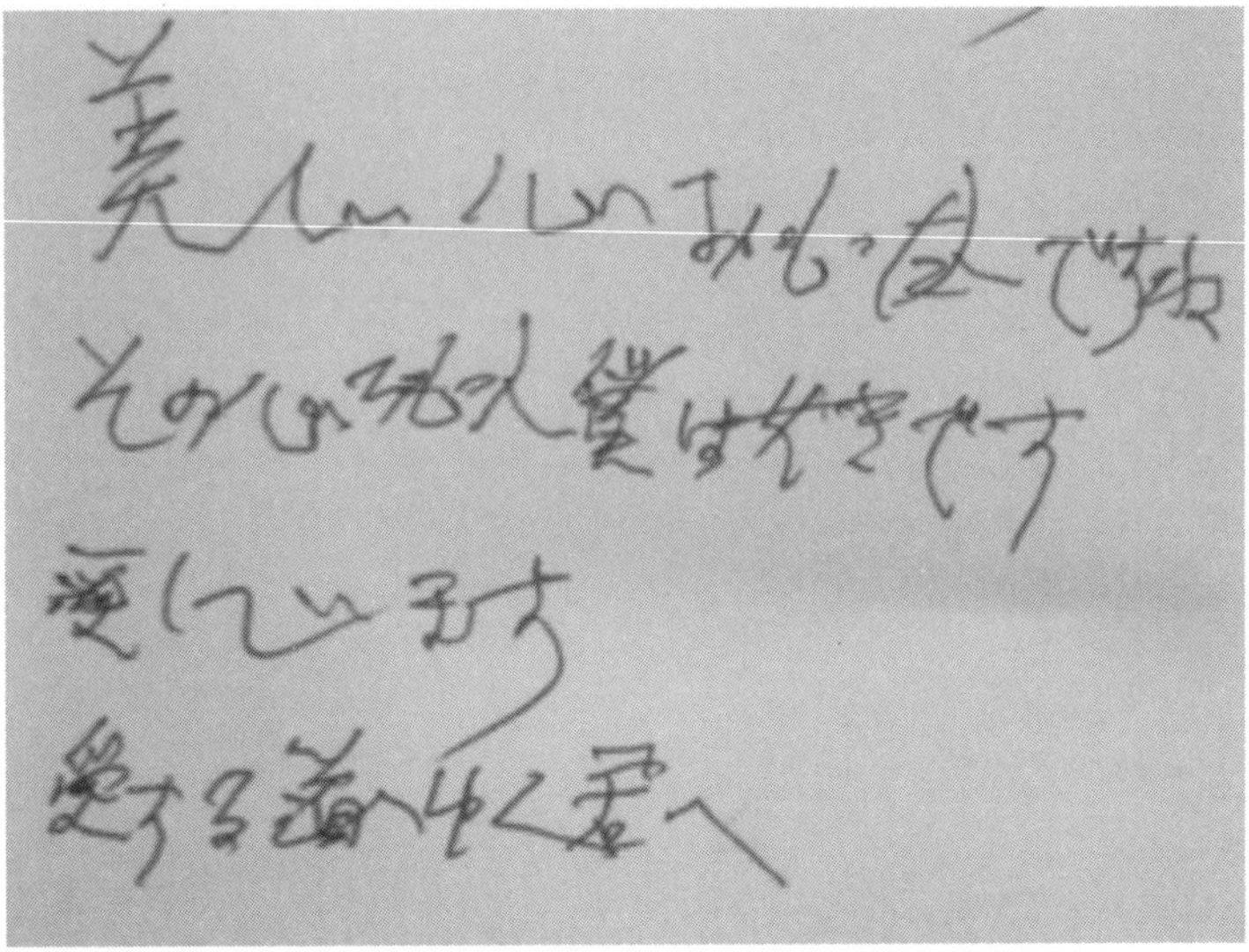
美しい心をもった人ですね
その心をもつ人僕は好きです
愛しています
愛する道へゆく君へ

キヨシさんからいただいたお手紙。「美しい心をもった人ですね　その心をもつ人僕は好きです　愛しています　愛する道へゆく君へ」と書いてくれました

ようにしています。亡くなった人への最大の供養は、お墓参りや仏壇に手を添えることではなく、「忘れないこと」だと思っているから……。

　キヨシさんは、私に教えてくれました。

「人に優しくすることは大事だよ。人に優しくしないと、さみしい人生を送るからね」

　そればかりか、キヨシさんはときどき紙に感謝の言葉を書いてスタッフに渡してくれることもありました。まるでラブレターですね。

誰もが最後に「覚えておいてほしい」と思うのかもしれません。とするなら、忘れられないためにしておくべきことは、人に優しくすることです。それが人の胸に刻まれるのです。

そうキヨシさんが教えてくれました。

自分の人生に意味があったと胸を張れるようにしよう

何人もの死に立ち会ってきましたが、亡くなるときに「もっとモノが欲しかった」「何かを買っておけばよかった」と後悔している人に、私は会ったことがありません。

多くの人は亡くなるとき、「自分に生きた意味があったと知りたい」と思っているように感じます。

より具体的に言うと、こうなります。


自分はどんな人生を生きたのか。

自分が何をして、どんな影響を世の中や周りの人に与えたか。

家族や周りの人をどれくらい幸せにできたか。

自分のやりたいことに挑戦できたか。


男性患者のサトウさんは、「このあたりの家の半分は、自分の会社が建てたんだよ。僕は長年そこに携わってきた」とよく言っていました。

「それは素晴らしい貢献をされましたね」

「それだけ選ばれているってことは、サトウさんの会社が建てる家は素晴らしいんですね」

などと褒めると、とてもうれしそうでした。

サトウさんは最後までニコニコしながら亡くなっていきました。

サトウさんは、自分の価値を知ってほしい、自分には価値があったと思いたいという願望があったのかもしれません。それが満たされたから、ニコニコしながら亡くなることができたのでしょう。

「誰かから認められたい」という承認欲求は、生まれたときから死ぬまでずっと人が持ち続ける欲求ですが、その欲求が最も強いのは、生まれたときと死ぬときかもしれません。当たり前といえば当たり前ですが、人にとって、生まれたときと死ぬときというのは、それだけ大事な節目なのです。

この承認されるということは、他人からの承認よりも自分自身からの承認のほうが重要だと思います。誰かの意見に左右されて生きるより、自分で決め、自分の人生を生きたと納得している人のほうが、より幸せな死を迎えられるように思うからです。

かといって、孤高の人生をおすすめしているわけではありません。

人間は社会的動物です。やはり、世の中の役に立ったり、人を幸せにしてこそ、「いい人生だった」と思えるのでしょう。

サトウさんの「自分の会社はいい家をたくさん建てたし、自分は長年そこに携わってきた」という言葉がそれをよく表しています。

後悔のない、いい死に方をするためには、いい生き方をしなければなりません。

だから今日を必死に生きることに意味があるのです。

「孤独死」は本当に不幸な死に方なのか

「孤独」が話題になることが多いですね。海の向こうのイギリスでは国務大臣として「孤独担当大臣」という役職までできたそうです。「孤独」が騒がれる背景には、世界的に独居老人が多くなっている関係もあるのでしょう。

もちろん、日本も例外ではありません。２０２５年には４人に１人が75歳以上という時代を迎えますから、孤独はますます身近なものになるでしょう。現に今日でも、毎日のように「孤独死」のニュースが流れています。

生前から周りとのおつきあいがなく、たった一人で死んでいく……。たしかに寂しい最期という印象が強いですが、そう感じるのは孤独死のニュースを耳にした、生きている私たちであって、当の本人はそれほど〝孤独〟だとは思っていない場合も少なからずあるのではないでしょうか。

私は、本人が住み慣れた場所でたった一人で亡くなっていたというのは、ちっとも孤独ではないし、悪いことではないと思っています。そこがその人にとってはいちばん安心できる場所だったという考え方もできるのではないでしょうか。

その場所は自分が選んだのでしょうし、そもそもどこで死のうと、死ぬときは一人なのですから。


住み慣れた場所にはきっと、思い出もいっぱいあるでしょう。そこで亡くなったご本人は本当の孤独を感じていなかったのではないでしょうか。同じ孤独でも、私は、見知らぬ場所での大勢の中での孤独よりも、自分の家という安心できる場所での孤独のほうがいいと考えます。

年を取って具合が悪くなったからといって、いきなり環境を変えなくてもいいのではないかと思います。

もちろん、死後1か月も発見されないというのは、寂しい話になってしまいますが……。

死後４日をすぎると、腐敗が顕著になってくるため、早めに見つけてあげることは大事です。別の角度から言うと、一人暮らしの親がいる方は、３日に一度くらいは電話して元気かどうかを確認しておいたほうがいいということになるかもしれません。

在宅医療に携わっている医師の先生の中には、孤独死について「むしろ理想的」と言う方もいます。自分の家で自分らしく生ききり、逝けるのが〝魅力〟のようです。

なかには孤独死を恐れる方もいるかもしれませんが、一人が不安な人は施設や病院に入ればいいわけで、家に残っている時点で本人がそれを望んでいるのだという見方もできると思います。

現実的には経済的な問題も考慮しないといけないのでしょうが、少なくとも孤独死自体はけっして悪いことではないと考えます。

透析をしている入院患者さんが、ある日、もう透析はいいと言いだしました。「自分にそれほど時間が残されていないのは自分でもわかっている。だから家に帰りたい」

独り暮らしだったその方は、強引に押し切って退院してしまいました。透析が必要な方が透析をやめると、だいたい2週間くらいで亡くなってしまいます。ですから、訪問看護師が毎日のように様子を見に行っていました。

するとその方は、

「毎日、死んだかどうか確認しに来るんじゃないよ！」

と怒りだしました。

「独りになりたくて家に帰ってきたのに、毎日来られたら落ち着かないじゃないか」とも。

結局、3日後に来るということで話が落ち着きました。

そしてその3日後に訪問看護師さんが行ってみると、その方は亡くなっていたそうです。

この方も、形の上では「孤独死」ですが、透析を断ってまで自分の望んだ場所で亡くなることができたのは、本人にとって幸せだったのではないでしょうか。

いちがいに、孤独死＝寂しいこと、不幸なこととは決めつけられないということです。

救急車を呼ぶ前に知っておいてほしいこと

誰でも一度や二度は「救急車を呼ばなければ！」という場面に遭遇していることでしょう。実際、私たちは命にかかわりそうなことがあると、ほとんど反射的に「救急車！」となります。言うまでもなく、救急車のおかげで命を救われた人も数多くいるでしょうが、話を終末期の患者さんに限定すれば、救急車を呼ぶのはいかがなものか、ということになります。

終末期の方は、いかに苦しまずに心穏やかに逝くかというのがテーマになります。一方、救急車を呼ぶということは、「命を救ってください」という意思表示をしたことになります。

そもそも両者は相容《あいい》れないのです。終末期の方が救急車を呼ぶと、本人や家族の意に反した延命をされてしまうことにもつながります。

さらに言えば、すでに息を引き取っていた場合や、かかりつけでない病院に運ばれて24時間以内に亡くなった場合は、警察の検死が入ることになります。そうなると、いろいろと調べられて、家族は大切な人が亡くなったにもかかわらず、悲しんでいる時間もなくなってしまいます。

友人のお祖母さんは施設に入所していましたが、一時帰宅をしました。久しぶりの自宅、お祖母さんはとても喜びました。お祖父さんも喜んで、お祖母さんの好きなことをさせてあげようと考えました。施設では食べられないお雑煮を用意して、お祖母さんに食べさせてあげたのです。

お祖母さんは、食事が一人ではできず、介助が必要でした。食べ物の飲み込みも悪い状態でした。

お祖父さんがお雑煮のおもちをお祖母さんに食べさせてあげたときに事件が起きました。お祖母さんは、おもちをのどに詰まらせてしまったのです。

慌てて救急車を呼びましたが、お祖母さんは亡くなってしまいました。

この突然の死は「事故」なのか「事件」なのかを検証するために、警察が介入しました。そうなると、家宅捜索が終わるまで自宅に入ることもできません。おかげで葬儀の手続きなど必要な準備がすぐにはできませんでした。家じゅうを捜索され、メールやパソコンの閲覧履歴、相続の状況、人間関係のトラブルの有無などが徹底的にチェックされ、まるでお祖父さんが犯人であるかのごとく扱われました。

結局、事件性はなく、老衰でもともと飲み込む力が弱かったこと、自分の力では食べることができず介助が必要であったこと、窒息や誤嚥のリスクが高かったことなどがはっきりして、やっと事故だと認められ、ようやく葬儀の準備に取りかかることができました。

警察は義務としてそうしただけですが、まるで犯人のように扱われたお祖父さんをはじめとするご家族は、どんなにつらかったことでしょう。

深く傷ついた心は、何年たっても癒されることはありません。日常的には立ち直ったように見えても、命日などになるとつらい経験を思い出して心身が不調に陥ることがあります。これは「記念日反応」と呼ばれます。

友人のお祖父さんも、お祖母さんの死後数年経っても、命日近くになると「記念日反応」を起こしました。とくに三回忌のときなどは、普段は物静かなお祖父さんが、集まった親族の前で突然大きな声をあげ、涙を流したそうです。その姿に、友人もびっくりしたと言っていました。

この件では、慌てて救急車を呼んだことから、事態があらぬ方向へ発展してしまいました。

では、お祖父さんはどうすればよかったのでしょう。

終末期には何が起こってもおかしくありません。今回のお祖母さんのように一時帰宅するときは、何かあったらどこに連絡したらいいかをあらかじめ決めておくことです。

たとえば、訪問看護師さんの中には24時間電話を受けてくれる人がいるはずです。あらかじめそういう人を見つけておいて、まずそこに連絡して相談することです。

最期は自宅で、と決めている方が急に様子がおかしくなったときに呼ぶのは、在宅主治医です。

自宅で穏やかに死ねるかどうかは、在宅看取りをしてくれる主治医がいるかどうかによります。日頃から、自分や大切な人の意思を汲《く》んでくれる医師と信頼関係を結んでおきたいところです。

こうしたことを事前に決めておかないと、いざというときにパニックになり、救急車を呼んでしまうかもしれません。

実際、延命治療はしないと決めている人が急に具合が悪くなり、当の本人が思わず「救急車を呼んで！」と家族に頼んでしまうこともあります。

そんなとき、頼まれた家族のほうも、半ば条件反射的に119番しようとするかもしれません。

救急車に乗ってしまえば、望んでいない延命治療が待っています。救急隊員は人の命を救うことが使命ですから、そうするしかないのです。

しかし、それでは穏やかな平穏死から遠ざかるばかり……。

こうした事態にならないためにも、延命治療をしないと決めた人は救急車を呼んではいけないのです。

カトウさんの病状は、すでに医療では手の施しようがない状態でした。ご家族は、カトウさんを自宅で看取ると決めていました。それが本人の意思だったからです。

ところがある日、カトウさんは家で急に呼吸が苦しくなり、そのとき、とっさに出た言葉が、「救急車を呼んでくれ！」でした。

それを聞いた奥さんが反射的に電話器に手を伸ばしました。

そのとき、高校生の娘さんが叫ぶように言いました。

「救急車を呼ばないで！　呼んだら最後までパパと一緒にいられなくなるから」

このひと言で、カトウさんも奥さんも冷静さを取り戻しました。

カトウさんは「そうだったな」と言い、呼吸が止まる寸前まで家族の一人ひとりに〝最期の言葉〟を残したそうです。

娘さんのひと言で、カトウさん一家は最後まで一緒にいることができたのです。

人は「死に時」を選んでいる

たまにお見舞いに来ては、意識のないお母さんに文句を言っている息子さんがいました。

「お母さん、いつまで生きてるんだよ。お母さんの入院費のせいで、俺たちの生活大変なんだからね」

私はそれを、「そんなことをよく言うな」と半分あきれながら聞いていました。

ですが、その日は、息子さんのかける言葉がいつもと違いました。

息子さんはお母さんに向かってこう言ったのです。

「母さん、わかったよ。俺たち頑張るから、もう好きなだけ生きていいよ」

その夜、お母さんは亡くなりました。それまで病状に全然変化がなかったのに、突然のことでした。

きっとこのお母さんも、それまでは死んでなるものか、と思っていたのかもしれません。でも、この日の息子さんの言葉を聞いて、もういいかなとでも思ったのでしょうか。


でも、この息子さん、悪態《あくたい》をついていたのは、実は逆の意味だったのかもと思うことがあります。人前で優しい言葉をかけるのは気恥ずかしいし、悪態をつけば、もしかして言い返すためにお母さんが起き上がってくるんじゃないかとひそかに期待していたのかもしれない、とも思えるのです。

なぜなら、この息子さん、ちょくちょくお見舞いに来ています。それだけで十分、お母さんを気にかけていることがわかります。現実には、お見舞いにも来ないご家族のほうが多かったりするものです。ですから、来るたびにいくら悪態をついていようと、きっとお母さんのことが大好きだったのでしょう。

死ぬ時間さえ、本人が選んでいるのではないかと思うことがあります。

長く入院している患者さんなどは、私たちが忙しい時間を避けて亡くなってくれているとしか思えないことがあります。

こちらの思い込みにすぎないのかもしれませんが、食事の時間や、朝の排せつケアが重なる忙しい時間帯に亡くなる方は少なく、「絶対、避けてくれたよね」と思うことがあります。長く入院していれば、自然と看護師の動きもわかっているはずだからです。

また、患者さんにも、好きな看護師、苦手な看護師がいるものです。

夜勤に行って、「看護師の後閑です。今日は夜勤なので、よろしくお願いします」と患者さん一人ひとりに声をかけていくと、

「あ、今日はあなたが夜勤なの。よかった」

と言ってもらえることもあります。

「よかった」と言ってもらえれば、うれしいものです。

看護師の間ではよく、こんなことが言われます。

「この患者さんは、あの看護師さんが好きだから、亡くなるなら絶対にこの人が夜勤のときだと思う」

するとと、本当にそうなったりするから不思議なものです。


「死に時」といえば、他にもこんなことがあります。

それまで横柄だった患者さんが、これまでとは打って変わって急に優しくなったりすると、「もしかして、そろそろかも」と思ってしまうことがあります。

「あの人が、ありがとうって言ったよ」

そう看護師の間でうわさになることもあります。

おそらく最期は、いちばん弱っている時期なので、どんな人でも他人の優しさを感じやすくなるものなのでしょう。だから、「ありがとう」と素直に口にしてくれるのかもしれません。

ですから、最期まで嫌な感じの人だったという患者さんの記憶が思い当たらないのです。

第6章

よりよく生きるために知っておいてほしいこと

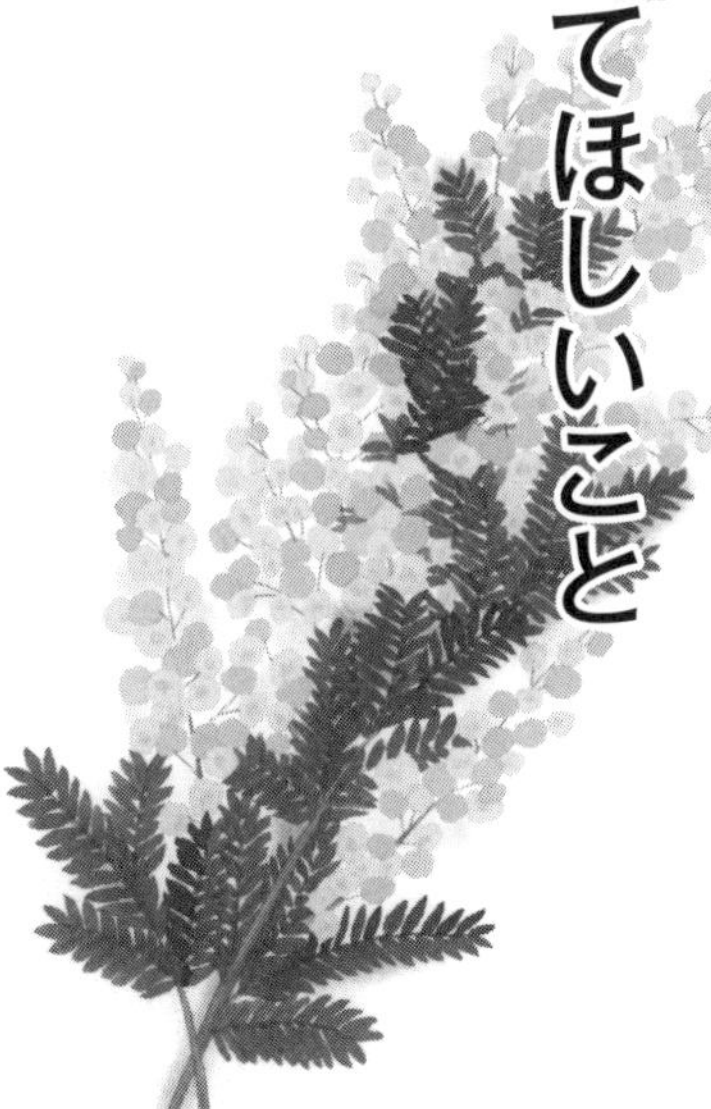

地位・名誉・お金が幸せの条件ではないと知るとき

「地位」や「名誉」「お金」を求めて頑張る人は少なからずいます。実際にそれらを手に入れて幸せを満喫している人もそれなりの数いるようです。しかし残念ながら、これらはあの世にまで持っていくことができませんし、これらがそろっているからといって、幸せな最期を迎えられるとは限りません。

では、地位や名誉、お金ではない何があると、人は最期に幸せを感じるのでしょうか。

それを「心を通わせることができる相手がいること」に求めた患者さんがいます。

その患者さんは、80代。大きな仕事で大成功し、自分の会社を従業員数百人規模にまで育て上げた社長さんでした。業界ではそれなりに名が通っている方でした。仮にヤスダさんとしておきましょう。

そのヤスダさんにがんが見つかりました。それでも治療をしながら、会社のためにと動ける限り仕事をし続けました。

しかし、80歳を前に引退。

すると、会社の人も、取引先の人も、ヤスダさんから離れていきました。厳しいワンマン社長だったためか、社長という肩書がなくなったヤスダさんとの関係を継続させようという人はいなかったのです。

ヤスダさんは、身体が動かしづらくなっても、病院に入院することはなく、訪問看護を受け、最期を自宅ですごしました。

ヤスダさんは、「自分はみんなから信頼されていると思っていたが、みんなが信頼していたのは私ではなく、私の仕事やお金だった。こんなに寂しいことはない」と、とても悲しそうでした。

自宅は広いお屋敷でしたが、身体が衰弱し、何年も使ったことのない部屋がたくさんありました。高価な装飾品や骨董品などを溜め込んでいましたが、ヤスダさんの寂しさを満たしてはくれません。人は地位・名誉・お金があっても、よい人間関係がなければ満たされないのです。


ヤスダさんには、息子さんが一人いました。子育ては奥さんにまかせきりで、何か問題が起きると、なんでもお金で解決してきました。

ヤスダさんはそんな過去を振り返り、一人息子をわがままに育ててしまったことを後悔していました。

息子さんは、ヤスダさんの会社に勤めていましたが、わがままで世間知らずな息子に会社は譲《ゆず》れないと考えたヤスダさんは、後継者には息子さんではない人を選びました。

社長になれなかった息子さんは会社を飛び出し、同時に家も出て、同業の会社を設立しました。しかし、それでうまくいくほど世の中は甘くありません。会社はすぐに立ち行かなくなり、息子さんは行方知らずになってしまいました。

ヤスダさんは「息子をもっと、愛情をもって育てておけばよかった」と後悔を口にしていました。

「毎日仕事に追われていて、息子が子どもの頃、『遊ぼう』とやってきても、『あとで』と言って息子との時間を後回しにしてきた。大人になってからもそうだ。『話がある』とやってきても、いつも『あとで』と言っていた気がする。そのときは息子との時間が永遠に失われてしまうなんて、これっぽっちも考えていなかった……」

私たちは、ついつい「あとで」と、今を後回しにしてしまいがちです。

「そのとき」を永遠に失ってしまっているということには気づかずに……。

ヤスダさんは、がんにかかりながらも、100歳近くまで生きました。

「生きたい、生きたい」と生きることに執着していたのは、いつの日か息子さんが戻ってきて一緒にすごす日を待っていたからです。

ヤスダさんの思いが届いたのか、いつしか息子さんは、たまに実家を訪れるようになっていました。自分の会社はつぶしたものの、再びサラリーマンとして働きだし、なんとかやっていたのでした。そんな息子さんをヤスダさんは受け入れました。

「あとで」と後回しにしてきた時間を取り戻すかのように、ヤスダさんは息子さんにいろんなことを話すようになりました。

その1年後、ヤスダさんは自宅で息子さんに見守られながら、穏やかに亡くなりました。

ヤスダさんは自戒を込めて息子さんに、

「人に優しくしろ」

「人から愛される人間になれ」

と、よく伝えていました。

ヤスダさんは自分の果たせなかった〝夢〟を息子さんに託すかのように、「心を通わせる相手がいること」の大事さを切々と説いたのでした。

ヤスダさんは、息子さんとすごした最後の1年間、人が変わったように優しくなりました。きっと、息子さんとのわだかまりが解け、心を通わせることができたからでしょう。

私は、看護師になって16年目になります。たくさんの患者さんのいのちの終わりに立ち会ってきました。

亡くなる前に、家族がひんぱんに来る人も、来ない人もいます。

亡くなったあと、誰も来てくれない人もいます。そばにいてくれるのは、名前も知らない医療者だけ、なんてことも……。

患者さんと接するたびに、「この方は、どんな人生を送ってきたのだろうか……」と、ひそかに想いをはせるとともに、私が死ぬときは誰がそばにいてくれるのだろうか……と、ふと考えたりもします。

「心を通わせることができる相手」が必要なのは、幸せに生きるためでもあるし、幸せに死ぬためでもあるのだと思います。

子は親の死に方も見ている

子どもは、親の言ったとおりに生きてはくれません。望んだとおりにも生きてはくれません。子どもは「親が生きたように生きる」のです。

だとすれば、親が「子どもにできる、いちばんのこと」は何でしょうか？　それは、「親がどのように生きたか。何を大切にして生きたか」という、その「生き方としての背中」を、子どもにじかに見せてあげることではないでしょうか。

ある男の子は、お父さんの生き方を自然に真似ながら学び、本人はそれを意識することなく、スクスクと成長していきました。

しかし、運命は残酷でした。お父さんは、41歳のときにがんで亡くなってしまいます。そのとき男の子は8歳でした。

お父さんは、がんと診断されてから、「絶対に、生きて、生還してみせる！」と宣言し、「その証《あかし》として、ビデオカメラで自分を記録してほしい」と、奥さんに頼んだそうです。たぶん、奥さんと子どもたちに、「生きた姿を見える形として残したい」という想いがあったのだと思います。

お父さんは、最後まで懸命に生きようとしました。

しかし、「生還する」という願いは神様には届きませんでした。最期は自宅で、奥さんと4人の子どもたち一人ひとりに「別れの言葉」を残して亡くなりました。
8歳の男の子は、がんで苦しんでいるお父さんが死んでいくのを、そばで直接目に焼きつけていました。そして、お父さんの火葬が始まるとき、

「やだっ！　やだっ！　パパの身体を焼かないでー」

そう言って男の子は、お父さんの棺《ひつぎ》に覆いかぶさるような格好で抱きつき、離れようとしませんでした。
火葬場の職員さんがなんとか棺から引き離しましたが、お母さんにも、ただただ泣きじゃくるばかりの男の子を後ろから抱きしめる以外のことはできなかったのです。

火葬が終わり、ほんの少し前まで身体を持っていたはずのお父さんは、それがすぐには信じられないぐらいの「わずかばかりの骨の集まり」となって運ばれて

きました。火葬前とはまったく変わり果てた姿になってしまったお父さんのお骨に向かって、男の子はまるで吐き捨てるように、こう叫んだのでした。

「ざ、ざまあ見ろ！　ざまあ見ろ――――！」

先ほどまで「パパの身体を焼かないで！」と泣き叫んでいたのに、どうして……。不可解に思ったお母さんが尋ねると、男の子はこう答えたのです。

「パパの心は僕の中で生きているけど、パパのがん細胞は、これで完全に死んだ！　もうパパをいじめることは、誰にもできないぞ！　ざまあ見ろ！　ざまあ見ろ――――！」

「ざまあ見ろ」の言葉は、お父さんにではなく、がん細胞に向けられた言葉だったのです。

お父さんが死んだのではない……。

お父さんは、心の中で生き続けている。生きる指標として生き続けている。

死んだのはがん細胞だけ……。
たとえ、身体はこの世の中から消失しても、「お父さんという大切な存在は変わらずにここにいる」ということを男の子は訴えたかったのです。

たくさんの死を見てきましたが、こんな発想をする子どもに私は初めて会いました。「ざまあ見ろ」という言葉は、父親を愛するがゆえ、がんと闘う父親を見続けてきたがゆえに出てきた言葉に他なりません。子どもというのは、ここまで親という存在をずっと愛し続け、見続けてくれているものなのですね。
子どもの感性は、ときに大人の感性では感じ得ない「物事の本質」をつきます。それは、まだ「世の中の常識」に囚《とら》われていない「真実を見通せる心」から湧き出てくる、一種の「真理」に近いものなのだと思います。

もしも、人間という存在が「物理的な死」を避けられないのであれば、「死」を「未来へつなげること」、それこそが本当の「家族の存在価値」なのではないでしょうか。

私たちは死んだあとも、家族の中で生き続けるのです。だとしたら、私たちが死ぬときに後悔しないためには、彼らの思い出の中で、強くたくましく生きた姿を見せることが大事なのではないでしょうか。

なぜなら、遺《のこ》された家族にとって、死は終わりではなく、大切な人が亡くなった人生の新しい始まりなのですから。

がんになってよかったと、心から思えた

「がんで死にたい」という人が決して少なくない数いるようです。

もちろん「何かの病気で死ぬとしたら」という前提での話ですが。

なぜ、がんの〝人気〟が高いかというと、がんの場合は、たとえ残り数か月という余命宣告を受けたとしても、その期間は生命をまっとうできる可能性が高いからではないでしょうか。脳梗塞や心筋梗塞のように前触れなく突然発症し、そのまま亡くなってしまうこともある病気とは少し違うのです。要するにがんの場合は、残された時間で「お別れ」や「心の準備」ができるのです。

40代の女性、ナカムラさんもそんな一人です。

ナカムラさんは、バリバリのキャリアウーマンでした。海外の大学で学び、海外の金融関係の仕事に就きます。彼女は若い頃から脇目もふらず仕事に集中してきました。健康に注意をはらうことはまったくなかったといいます。

金融の仕事でそれなりの蓄《たくわ》えもできたので、今度は自分の本当にやりたい仕事をしたいと、翻訳の仕事に転職をします。

ナカムラさんはその頃から、胸に違和感を覚えるようになりましたが、仕事が忙しいこともあって、病院には行かずにいました。

それからまただいぶ経った頃、胸にしこりがあるように感じて病院に行くと、乳がんであることがわかりました。

手術をして、一度は寛解《かんかい》したのです。

その後も、彼女は海外に住んで翻訳の仕事を続けました。

その頃から彼女の気持ちに変化が生まれました。これまでは当たり前に思えていたことにも感謝の念や喜びを抱くようになったのです。

仕事ができること。友だちと笑い合えること。今、生きているということ……。

こういうことに毎日のように感謝と喜びを感じるようになったといいます。

がんになったときに「死」を覚悟したからこそ、「生」が輝きを増したのでしょう。彼女はこれまで以上に仕事や友だちを大事にし、充実した日々をすごしたのです。

しかし数年後、がんが再発し、さらに転移も見つかりました。

ナカムラさんは医師から、「もう治療はできない」と言い渡されてしまいます。治療ができないということは、治療は卒業して、残された時間を生きることに専念しなさい、ということです。

彼女に嘆いたり悲しんだりしているヒマはありませんでした。日本に戻って、残りのいのちをお母さんと暮らすことに使うと、ためらいなく決めたのです。

ナカムラさんはお母さんのことが大好きでしたが、海外での仕事が忙しく、すっかり疎遠になっていました。

日本に戻りたかった理由は2つある、と彼女は言いました。

1つは、お母さんと思い出を作りたいということ。

お母さんを一人残して、自分のほうが先に逝くであろうことはわかっています。他に家族はいません。だからこそ、お母さんにいい思い出を作ってあげたいと、彼女は思ったのです。

2つ目は、自分の姿をお母さんのために残したいと思って、写真を撮ること。

きれいなドレスを着て、抗がん剤の副作用で髪が抜けてしまった頭をウィッグをつけて美しくととのえ、化粧をして写真を撮りました。

ナカムラさんは、失った時間を取り戻すかのように、残されたいのちのすべてをお母さんとの思い出作りに使いました。

お母さんの喜ぶ姿に、彼女もまた幸せを感じました。人を喜ばせるために何かをすることは、自分自身もまた幸せな気分になる最高の方法なのです。

彼女は心底楽しく母親とすごした時間の記憶を、母親と自分の脳裏にしっかり刻み込み、やがて逝きました。

病気は、「今やっていることを修整しなさいよ」というメッセージだという見方もできます。

ナカムラさんは言っていました。

「もっと健康を気にしていたら、病気にならなかったかもしれないし、もっと早く病院に行っていれば、早期発見できて、もっと生きられたかもしれない。働きすぎたバチがあたったのかな。これが本当の働きバチ……」

しかし、そのあとにこう続けたのです。

「あのまま海外にいるより、乳がんになって母とすごせたことはよかった。この病気のおかげで、よりよい人生をすごせたのかもしれない。唯一嫌なことは、早く死んじゃうことだけどね……」


がんになった人は、目の前の光景や、人の優しさがくっきりとした輪郭を持って感じられ、がんになる前より「生きている」喜びを感じられることがあるといいます。

それを「キャンサー・ギフト（がんからの贈り物）」といいますが、彼女は贈り物をたくさんもらったようでした。

人の死は、ときに不合理です。

もちろん、病気にならないように予防することも大事ですが、それでも不治の病にかかってしまったら、そのことを悲観するのではなく、そこからより幸せを感じる方法を考えていこうとする生き方もあるのだと、彼女から学びました。

最期まで大事にしたいものを守り抜いた彼女は、とても素敵でした。

治療に関しての責任は医師50%、患者50%

その人の価値観や置かれた状況によっても最適な治療法は変わってきます。

だからこそ患者さんは、全過程において医師・医療まかせにするのではなく、自分の人生に主体性を持って生きていくことが大事です。

会社経営者だったイシイさんは、40代のときに脳幹出血を起こし、左半身不随になってしまいました。

独身のイシイさんは、自宅のマンションで急に身体に力が入らなくなり、その場に崩れるように倒れ込んだのです。

これはヤバい！　救急車！　と思っても、携帯電話はテーブルの上。力が入らず起き上がれないので、携帯電話に手が届かず助けを呼ぶことも不可能でした。

死を意識したイシイさんは、「まだ生きたい！」という一心で、1ミリ1ミリ、必死に玄関に向かって這《は》い続けました。玄関に這い出て、たまたま通りかかった人に助けを求めるまでに2時間かかったそうです。

2時間の間、イシイさんを支えたのは、とにかく「生きたい！」という一心でした。

若い頃から自分がやりたいことをやってきたので、死が脳裏をかすめたとき、頭の中に浮かんだ思いは、「あれもこれも、できなくなってしまう！」ということだったそうです。

イシイさんは30代のときにすでに高血圧を指摘されていたにもかかわらず、放置していました。40代で血圧が上が２００、下が１３０で体調を崩したときには、さすがに少し治療したものの、途中でやめてしまったそうです。理由は、「降圧剤を飲むと、だるくてやる気が出ず、仕事がはかどらないから」というものでした。

イシイさんは、何度も脳幹出血を予防する機会はあったのに、それを無視し続けたことになります。

脳幹出血を発症させて初めて、「医者の言うことを聞いて健康を気にしておけばよかった」と後悔したそうです。

イシイさんは一命は取りとめたものの、後遺症で左半身が動かなくなりました。医師からは、二度と歩けないという宣告をされてしまいます。

そんな絶望の中にいたイシイさんを救ってくれたのは、理学療法士のひと言でした。

「なんとかなるかもしれません。一緒に頑張りましょう!」

理学療法士は、リハビリのプロです。「歩けるようになる」とは言っていません。

「なんとかなるかもしれない」と言っただけです。

それでも、一緒に頑張ってくれる人がいるということがイシイさんを強く支えました。

何か月も左半身がまったく動かなかったイシイさんでしたが、あるとき、左手の親指と人指し指がわずか1ミリですが動いたのです。そのときイシイさんは、「細胞がつながった!」と思ったそうです。

すると、それからどんどん身体が動くようになっていき、1週間後には支えてもらいながらではありますが、歩けるようにまでなったのです。

自分はまだまだやれる! そう確信したイシイさんは、経営していた会社をすべて人にまかせることにして、自分は身を引きました。今はリハビリだけに集中して、回復したあかつきにまた新しく会社を起こすことを考えたのです。

そして2年後、実際にその思いを叶え、社会復帰を果たします。


イシイさんは言います。

「イメージが大事！　願えば叶う！　治ると思えば治る！　医者のマイナスな発言は一切信用してはいけない！

倒れたあと、医者は最初、絶望的なことしか言わなかった。『二度と歩けません。一生車椅子生活です』。もしもあのとき、医者の言葉を信じてしまっていたら、今でも歩けないままだった。

何より健康が大事。仕事なんて辞めたってなんとかなるし、健康だったらまた始められる。医者じゃなきゃわからないこと、患者じゃなきゃわからないことがあるのだから、お互い協力していかないと病気は治らない。

『いい先生に出会えてよかった』

『あなたの協力で病気がよくなったし、あなたのような患者がいたから、次からはもっといい治療ができる』
そんな相互信頼関係が必要だと思う」

イシイさんとは逆に、医師のひと言に支えられてつらく厳しい治療を乗り切った人もいます。

20代のヤマモトさんはバイク事故で全身に火傷を負いました。皮膚が焼けただれて、それは顔にも及んでしまっていました。ヤマモトさんは事故後、初めて鏡で自分の顔を見たとき、そのひどさに目をそらし、「もう生きていけない」と絶望したそうです。

そんなとき、担当の医師はこう言いました。

「大丈夫だよ。ケガする前よりも美男子にしてやるから」

そのひと言に彼は救われ、大いに勇気づけられたのです。

「大丈夫だよ」に支えられて、何十回にも及ぶ手術にも耐え抜きました。

「結局、美男子にはなれなかったけれど、先生のひと言があったからこそ頑張れた。こんなウソなら大歓迎だよね」

いずれにしても、医師のひと言で患者さんの運命が大きく変わるのは間違いありません。

では患者は、医師とどう接するのがいいのでしょうか。

病気や治療に関していえば、遠慮なく質問する姿勢が大事です。その説明に今ひとつ腑《ふ》に落ちないところがあるのなら、セカンド・オピニオン（他の病院の医師に診断・治療について意見を求めること）を求めることもできます。

現代の医学は高度に発達し、かつては不治といわれた病気も治せるようになってきました。しかし、限界もあります。そして「治す」ことだけに医療者が重きを置いていて、患者さんが治療の間も「人生を生きている」ことを忘れがちになってしまうこともあるのです。

医師は治療の専門家ではあっても、人生のプロフェッショナルではありません。

肝心なのは自分がどうしてもらいたいのか、どうなりたいのかをはっきり主張することです。それゆえ患者さんは、全過程において医師・医療まかせにするのではなく、自分の人生に主体性を持って生きていくことがとても大事なのです。

その意味では医師と患者さんはフィフティ・フィフティ。言葉を変えれば、治療に関しての責任は、医師も患者さんも50％ずつ負っているということです。

突然やってくる死もある

「死」は突然やってくることがあります。
年をとって老いて亡くなるだけが「死」ではないのです。
医療関係者の知人は、結婚して半年をすぎたとき、ご主人を心停止で亡くしました。過労による急性心不全。突然死でした。

その夜、仕事から戻った彼は「具合が悪いから」と横になりました。熱を測ると40度近くあったのです。

でも、次の日は「どうしても仕事に行かないといけない」と言います。

知人は、市販の解熱鎮痛剤を飲ませてあげたそうです。

彼は笑顔で、「これで熱が下がってゆっくり眠れるよ」と言っていましたが、彼女が30分くらいして様子を見にいくと、もう口から泡を吹いて息が止まっていたそうです。

それでも彼女は胸骨圧迫と人工呼吸を繰り返し、蘇生《そせい》させようとしました。でも、手を止めると、彼の顔が真っ青になってしまいます。押している間は循環が保てるので顔色が戻るのですが、手を止めると真っ青に戻ってしまうのです。

胸骨圧迫は「強く・早く・絶え間なく」行うものです。ですから彼女は救急車が来るまで、ひたすら続けたそうです。

でも結局、蘇生することはありませんでした。

彼女の言葉が泣かせます。

「最後のキスが人工呼吸だなんて……。一生、忘れられないよね」


私が看護師として初めて「死」に直面したときも、亡くなったのは若い方でした。

看護師1年生のときのこと、救急車で運ばれてきたのは34歳の男性でした。救急隊からの連絡は「34歳、男性、心停止です。受け入れお願いします」だけで、他に情報は何もありませんでした。

救急隊が救急車の中で人工呼吸を続けていたので、私がそれを引き継ぐ形で蘇生を試みました。でも結局、助かりませんでした。

亡くなった彼の会社の人によると、ご飯を食べているときにむせて、様子がおかしくなってしまったそうです。ぜん息の既往があったそうですから、ぜん息の発作でせき込んで食べていたものが気管に入り、窒息してしまったのかもしれません。

その会社では救命講習をやっていましたが、人を相手にやった人はいなかったので誰も何もできず、そのまま心停止になってしまったそうです。

病院では胸骨圧迫を2時間ほど続けました。看護師1年生の私は、人形相手の経験しかなく、人に対しておこなうのは初めてのことでした。けれど、「とにかくやらなければ」と一生懸命取り組んだのです。

時間がすぎてゆくにつれて、正直なところ、もう難しいなと感じましたが、処置室の前でその人のお母さんが泣きながら見守っているのを知っていました。ですからやめるわけにはいきません。

結局、しばらくして医師が家族を中に入れ、「もう無理なので、やめさせていただきます」と宣言しました。

お母さんは「今朝、出がけにケンカして……。行ってらっしゃいって言えなかったんです。こんなことなら、せめて行ってらっしゃいって……気をつけてって言ってやりたかった……」。
聞いていた私もつらくなりました。
若いからといって死と無縁とは限らないのです。

「何もない日常」が最上の幸せ

このエピソードに出てくる17歳の男の子は、リキくんと言います。

息子さんのお話を本で紹介したいとお話ししたところ、リキくんのママから、「息子が生きた証になるから、自分たちが呼んでいた『リキ』という名前で掲載してほしい」という特別なリクエストをいただきました。ですので、彼に限り仮名ではなく、本当のお名前で紹介させていただきます。

17歳で亡くなったリキくんが望んでいたことは、「健康に生きること」。そして今、私たちが当たり前のように暮らしている「日常」でした。

リキくんは、高校1年生の3学期、縦隔《じゅうかく》に腫瘍があることがわかります。縦隔とは左右の肺に囲まれた部分のことで、そこには心臓や食道、気管、大血管などがあります。そこに発生した腫瘍が縦隔腫瘍です。

治療をしたあと、リキくんは2年生の途中からは、どんなに体調が悪くても学校や部活に通い続けました。

リキくんはサッカー部でした。みんなと同じ練習などできるはずもありませんでしたが、必死に走り続けました。体調が悪くなり、走ることもままならなくなってからは、マネージャーと一緒にサッカーボールを磨くなどして部活を続けたのです。

リキくんは、中学3年生のときに、『20歳の私へ』という作文を残していました。リキくんが亡くなったあとに、部屋でお母さんが見つけたものです。

20歳の私へ

これを読むとき、お前はどんな生活をしている？
一人暮らしをしているのか？
大学には行っているのか？
酒やたばこには注意しろ！
酒に関してはアル中、たばこに関してはがんにならない程度で楽しめよ。
大学へ行っているなら、友だちと仲よくやれよ。
就職しているなら金をガッポリ稼げよ。
大きな病気にはかからず、
普通の生活ができればそれでいいので早死にはするな。自殺もするな。

80まで生きてくれ。
80歳にもなればハゲてて歯がなくて腰痛に苦しむだろうが、
奥さんと幸せに暮らせればいいな。
楽しい人生になるように願っています。

リキ

お母さんが教えてくれました。

「リキは、普通の日常を願っていたんですね。

リキは、弱音を吐くことがありませんでした。むしろ弱音を吐いていたのは、私。

そんな私を慰めてくれるような優しい子でした。

私を親に選び、17年一緒にいてくれた。だから、私は幸せと思えるのです。寿命が短いことはかわいそうでもないし、不幸せでもないです。

17年間のリキの生涯の中で私の後悔は数知れず、亡くなってからのこの5年間は後悔に押しつぶされそうでした。でも、今はその後悔もリキを愛している証拠、リキに愛されている証拠、そう思えるのです。

つらく悲しい日々を送るだけではなく、優しくリキを思い出す。はにかんだリキのあの笑顔を胸に、これからもリキと一緒に生きていきます。

『死ぬ覚悟は最初からできてるよ』とリキは私に言いました。その覚悟って『俺らしく最期まで生きる！』という覚悟でもあるということだと思います。

リキがまだ元気だった頃、こんなことを言ったんですよ。

『リキー、自転車に乗るとき、車に気をつけてね。ママ、リキに万が一何かあっていなくなっちゃったら、生きていけない……』

そしたらリキは『大丈夫！　大丈夫！　ママは生きていけるから』って……。

リキは、いなくなんてならなかった。肉体がこの世にないことは寂しいですが、今のほうがリキを感じることができるように思います。いつも一緒です……」

お母さんがリキくんとの思い出を幸せそうに語るから、リキくんとの楽しい時間があったことが伝わってきて、その温かさが心に沁《し》みました。

リキくんは、何かを感じていたのでしょうか。ずっと一緒でどこにも行かないと思っていたのでしょうか。肉体がこの世になくても、絆は消えない……。きっと、いつも一緒なのでしょう。

子どもは、親を喜ばせるために生まれてくるとも言う人もいます。私もそう思います。たった17年間でしたが、ご両親と一緒にすごした日々は幸せなものだったに違いありません。喜び続けてほしくて、死ぬまで一生懸命生き、お母さんを励まし続けたのだと思いました。

何もない「日常」の大切さをリキくんは教えてくれました。

幸せになるには何かが必要だと考えるのは間違いです。「必要なものはもうすべてそろっている」のです。それが、当たり前のように毎日すごしている、今の「日常」です。

あなたも未来の自分に手紙を書いてみてはいかがでしょうか。

書くのは、死ぬ直前のあなたにです。自分の身体に別れを告げるとき、あなたは自分に、なんて声をかけたいですか？

私は「幸せにしてあげられなくて、ごめんね」ではなく、「楽しい経験をたくさんさせてくれて、ありがとう！」「最高の人生だったね！　おめでとう！」。そんな言葉をかけて、自分の身体とお別れできるように、自分の人生を愛せる生き方をしていきたいと思っています。

おわりに　これが私の「看取りの着地点」

病棟に行くと、昨日までいた女性患者さんの名前が、病棟患者の名前一覧から消えていました。数時間前に介護士が病室を訪れたときには、すでに息をしていなかったそうです。誰にも気づかれないまま、静かに息を引き取っていたのです。

もともと病気と老衰で、状態はそれほどいいとは言えませんでしたが、まさかその日に逝ってしまうなど誰も思っていませんでした。

呼吸停止を発見される1時間前に看護師が病室を訪れたときには、すやすや眠っていたそうです。入院しているからといっても、四六時中誰かが監視しているわけではないので、まれにこういうことがあります。

療養病棟では、穏やかな死となることも多いですが、ときには痛みにのたうちまわって苦しんだ挙句に亡くなる患者さんもいます。
「家族に見守られながら穏やかに」などと理想的なシナリオを描いていたとしても、看取りの状況は必ずしもシナリオどおりにいくとは限らないのです。

もっと何かしてあげたかったという後悔。
何もできなくてごめんねという罪悪感。
いなくなってしまったという喪失感と寂しさ。

さまざまな感情がありますが、最後にすることは決めています。
それは、感謝で見送ること。
だって、死だけがその人の人生を彩るすべてではないのですから。

この日に亡くなった患者さんは、本当は痛いのに、眉間にしわを寄せて痛みに耐え、「大丈夫です」と言うような人でした。自分のほうがつらいのに、「お仕事大変ですね。身体大事にしてくださいね」とスタッフを気にかけてくれる優しい人でした。

あるとき、亡くなった私のおばあちゃんに言えなかった言葉を、その患者さんにかけてみたことがあります。

「〇〇さん、大好きだよ」

患者さんは照れながら、「こんな年寄りに何言ってるんだい」と笑ってくれました。

そのとき、患者さんの笑顔こそ、私の看護師としての存在理由だと思いました。

以来、私は毎日「一患者一笑顔」運動実施中です。

笑っていてほしい。

笑えなくても、穏やかに苦痛なくすごしていてほしい。

現実はときに残酷でもあるけれど……。

亡くなったおばあちゃんにも言ってあげればよかったな。

大好きだったのに、一度も言ったことなかったな。

私は、「生きている時間」というものを舐《な》めていたのかもしれません。あたかもずっと続くかのように勘違いしていました。

死というのは、やはりひとつの終わりなのです。もちろん記憶の中で生き続けます。関係性は終わりません。

でも、伝えたいことは伝えられない。

一緒に何かをしたり、笑ったりすることもできない……。

愛するべき日々に愛することを怠った代償は、小さくはありません。


それでも残された者は、生きていかなくてはなりません。大切な人がいなくなった世界に適応していかなくてはなりません。

もちろん、愛するべき日々のことはお互い生きているうちに気づいていたほうがいいけれど、残された者が振り返ってそれに気づくのでもいいと思います。

気づいたなら、これからの愛するべき日々を愛していけばいい……。


私は数時間前まで患者さんがいたベッドに向かって、手を合わせました。

すでにベッドのシーツは剝《は》がされていて、まるで何もなかったかのようにきれいに整えられていました。

もうそろそろ……と何度も言われながら、余命宣告を半年以上も超えて頑張っていた患者さんでした。

だるかっただろうに、頑張って食事をしてくれて、ありがとう。

数日前、握手したら握り返してくれて、ありがとう。

今まで生きてきてくれて、ありがとう。

出会ってくれて、ありがとう。

人生の最期という貴重な時期にそばにいさせてくれて、ありがとう。

あなたとすごして学んだ知恵は、今後も生かしていきます。

本当にありがとう……。

たとえどんなに理不尽な「死」であったとしても、私は感謝で見送るようにしています。

これが私の看取りの着地点です。

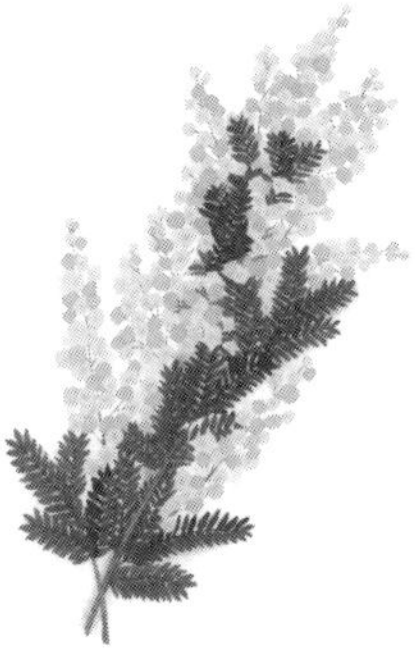

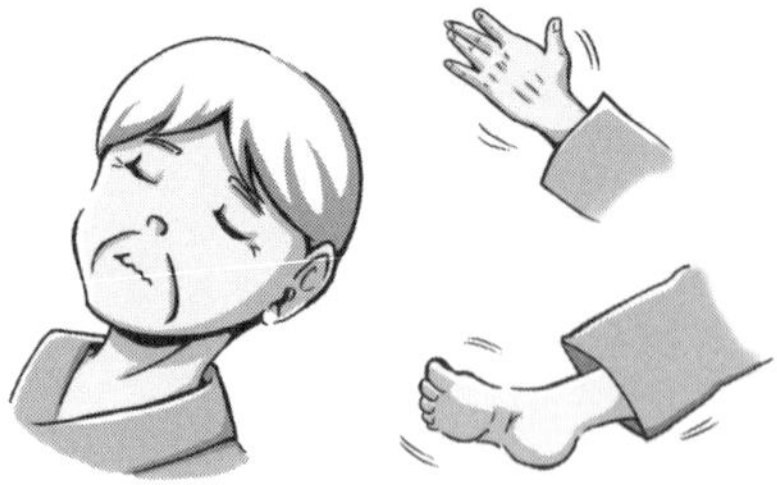

目をさますことが
少なくなります。

80% くらいの方はゆっくりこのような変化がおきます。20% くらいの方はこのような変化はなく、突然息を引き取られます。

眠っているときは、苦痛がやわらいでいます。手足を動かし落ち着かなかったり、つじつまが合わないことを言うことがありますが、否定せず穏やかな気持ちで対応しましょう。

最後まで耳は聴こえています。あなたの想いは届いています。

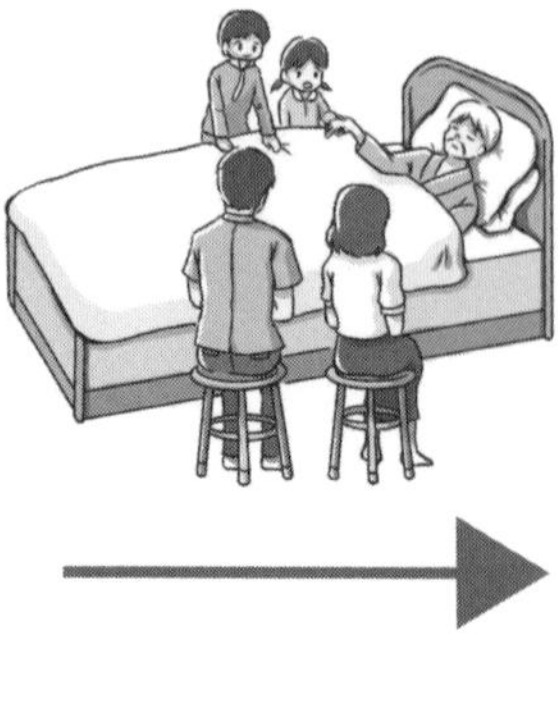

看取りのときにしてほしいこと

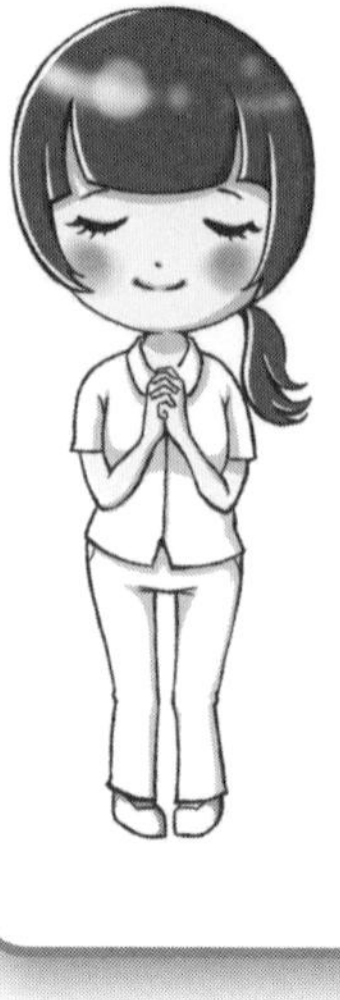

①ぬくもりを感じる

ぬくもりは心の温度です。

②思い出を語る

病気や死だけがその人の人生ではありません。その人との彩り豊かな思い出をみんなで振り返ってみてください。

③「ありがとう」で見送る

「生きてくれて、出会ってくれてありがとう」と感謝で見送ってあげてください。

イラスト・作成：ゆき味

これから起こりうること

3週間前の変化

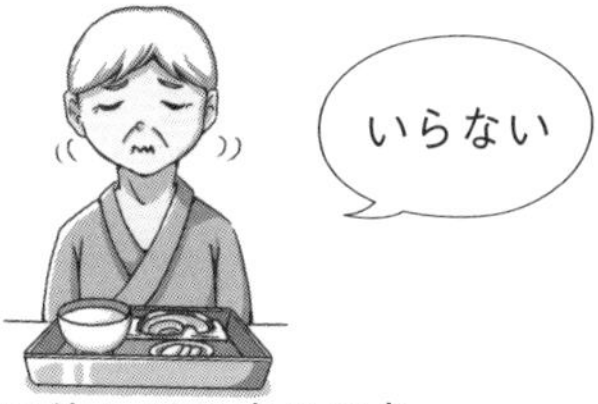

食べたり飲んだりすることが減ります。むせたり、飲み込みづらくなります。

少し元気なうちに、食べられなくなったらどうしたいか、本人に気持ちを聞いておきましょう。

1週間前の変化

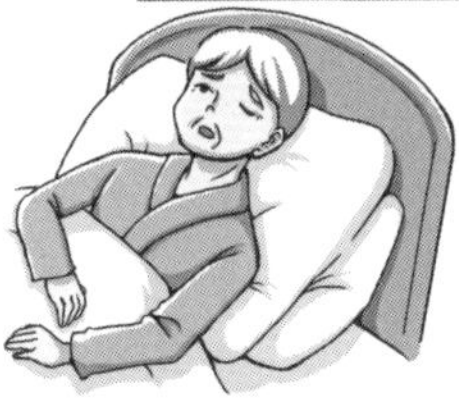

眠っている時間がだんだん増えていきます。

お話ができる時間はあと少し……。話しておきたいことは、今伝えておくようにしましょう。
会わせたい人がいたら、早めに。後半になればなるほど、人に会うこともしんどくなります。

1、2日～数時間前の変化

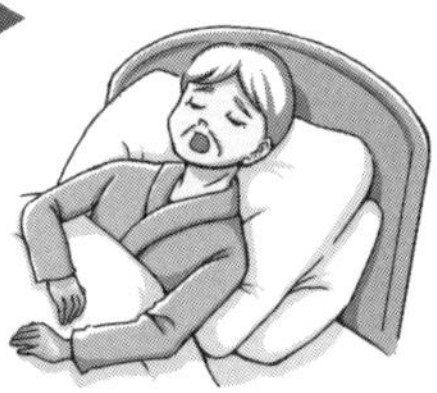

のど

唾液をうまく飲み込めず、のどにたまって「ゴロゴロ」することがあります。

顔をしっかり横に向けたり、上半身を上げると、やわらげることができます。苦痛な表情をするときは吸引します。

呼吸

リズムが不規則になったり、息をするたびに肩やあごが動くようになります。

苦しそうに見えるかもしれませんが、この状態は苦しいからではなく自然な動きなので心配ありません。

手足

手や足の先が冷たくなり、青紫色に変色します。足がむくんできます。

血圧が下がり、循環が悪くなるためです。そろそろ息が続かなくなります。手を握って話しかけてあげてください。

参考：木澤義之・森田達也・新城拓也・梅田恵・久原幸『3ステップ実践緩和ケア』青海社 2013

【参考文献】

中野信子〔原案〕 ユカクマ〔漫画〕『脳はなんで気持ちいいことをやめられないの?』アスコム

尾田栄一郎『ONE PIECE 巻十六 〝受け継がれる意志〟』集英社

大津秀一『大切な人を看取る作法』大和書房

志賀貢『臨終の七不思議』三五館

マギー・キャラナン、パトリシア・ケリー 中村三千恵〔訳〕『死ぬ瞬間の言葉』二見書房

エリザベス・キューブラー・ロス 鈴木晶〔訳〕『死ぬ瞬間 死とその過程について』中央公論新社

高柳和江『死に方のコツ』小学館

森田洋之『医療経済の嘘』ポプラ社

木澤義之・森田達也・新城拓也・梅田恵・久原幸『3ステップ実践緩和ケア』青海社

平方眞『看取りの技術』日経BP社

［著者］

後閑愛実（ごかん・めぐみ）

正看護師。BLS（一次救命処置）及びACLS（二次救命処置）インストラクター。看取りコミュニケーター。

看護師だった母親の影響を受け、幼少時より看護師を目指す。2002年、群馬パース看護短期大学卒業、2003年より看護師として病院勤務を開始する。以来1000人以上の患者と関わり、さまざまな看取りを経験する中で、どうしたら人は幸せな最期を迎えられるようになるのかを日々考えるようになる。看取ってきた患者から学んだことを生かして、「最期まで笑顔で生ききる生き方をサポートしたい」と2013年より看取りコミュニケーション講師として研修や講演活動を始める。また、穏やかな死のために突然死を防ぎたいという思いからBLSインストラクターの資格を取得後、啓発活動も始め、医療従事者を対象としたACLS講習の講師も務める。

2014～2018年3月まで私立高校で養護教諭補佐を務める。

現在は病院に非常勤の看護師として勤務しながら、研修、講演、執筆などを行っている。


1000人の看取りに接した看護師が教える

後悔しない死の迎え方

2018年12月19日　第1刷発行
2024年7月24日　第6刷発行

著　者――後閑愛実
発行所――ダイヤモンド社
〒150-8409　東京都渋谷区神宮前6-12-17
https://www.diamond.co.jp/
電話／03･5778･7233（編集）　03･5778･7240（販売）

装幀――――斉藤よしのぶ
カバーイラスト――小春あや
構成――――寺口雅彦（文筆堂）
図版制作――ゆき味
DTP制作――伏田光宏（F's factory）
製作進行――ダイヤモンド・グラフィック社
印刷――――信毎書籍印刷（本文）・新藤慶昌堂（カバー）
製本――――ブックアート
編集担当――酒巻良江

ISBN 978-4-478-10637-2

◆ダイヤモンド社の本◆

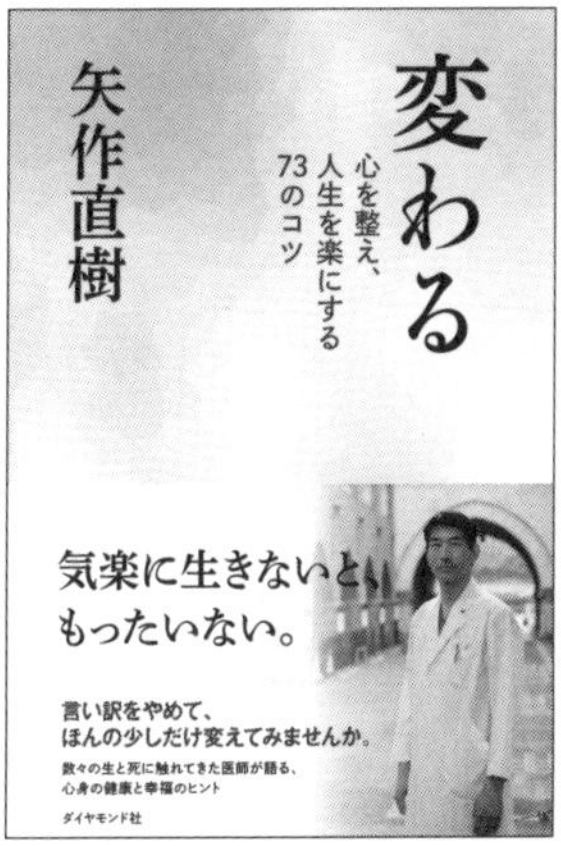

気楽に生きないと、もったいない。

言い訳をやめて、考え方や行動をほんの少し変えてみるだけで、前よりも驚くほど生きやすくなったと感じられるものです。数々の生と死に触れてきた医師が語る、心身の健康と幸福のヒント。

変わる

心を整え、人生を楽にする73のコツ

矢作直樹［著］

●四六判並製●定価（本体1100円＋税）

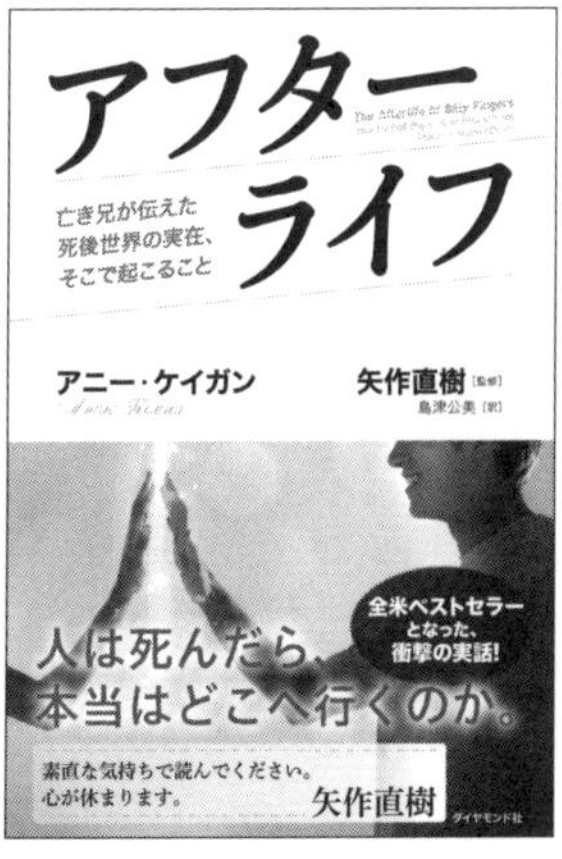

人は死ぬと、どこへ行く？医師・矢作直樹先生推薦！

「素直な気持ちで読んでください。心が休まります」矢作直樹先生推薦！　全米ベストセラーとなった衝撃の実話。人は死んだら、本当はどこへ行くのか。突然、亡き兄の声が妹に語りだした「今いる場所」の光景とは…

アフターライフ

亡き兄が伝えた死後世界の実在、そこで起こること

アニー・ケイガン［著］

矢作直樹［監修］島津公美［訳］

●四六判並製●定価（本体1600円＋税）

http://www.diamond.co.jp/